Laborwerte

Dr. med. Michael G. Baer

WAS BEDEUTEN IHRE LABORWERTE

Ein Leitfaden zur Orientierung

FALKEN
Taschenbuch

Im FALKEN Verlag sind zahlreiche Titel zu Gesundheitsthemen erschienen.
Sie sind überall dort erhältlich, wo es Bücher gibt.

Sie finden uns im Internet: **www.falken.de**

Der Text dieses Buches entspricht den Regeln
der neuen deutschen Rechtschreibung.

Dieses Buch wurde auf chlorfrei gebleichtem
und säurefreiem Papier gedruckt.

Originalausgabe
ISBN 3 635 60476 3

Umschlaggestaltung: Rincón² Design & Produktion, Köln/
Zembsch' Werkstatt, München
Gestaltung: Lohse Design, Büttelborn
Redaktion: Katrin Welge, Frankfurt a. Main/Sabine Weeke
Herstellung: Michael Feuerer, Bad Aibling/Torsten Hellbusch
Titelbild: Image Bank, München/Anne Rippy
Produktion: Buch-Werkstatt GmbH, Bad Aibling
Druck: Freiburger Graphische Betriebe GmbH, Freiburg

817 2635 4453 6271

Inhalt

Zur Benutzung des Leitfadens

Für so manchen ist die Vielzahl der Laboruntersuchungen, die ein Arzt im Rahmen einer Behandlung durchführen lässt, verwirrend und unverständlich. Hier schafft der Leitfaden Abhilfe und hilft Patientinnen und Patienten sowie medizinisch interessierten Laien sich zu orientieren. Zunächst erhalten Sie jeweils einige Hintergrundinformationen zu den biochemischen Grundlagen der Körperfunktionen und ihren krankhaften Veränderungen, um die Aussagemöglichkeiten der einzelnen Tests zu verstehen. Dann werden die typischen Krankheitsbilder angesprochen, die zu Veränderungen der Befunde führen können. Der Leitfaden macht die Aussagen der gebräuchlichsten Laborwerte verständlich, die der Arzt oft aus Zeitmangel nicht ausführlich erklären kann.

Sie finden in diesem Buch eine Auswahl der wichtigsten Laborwerte, für die wir die häufigsten Krankheitsbilder und Einflussfaktoren besprechen. Aus der speziellen Situation des Einzelnen und aus der Beziehung einzelner Laborwerte zueinander ergeben sich mitunter allerdings noch andere Zusammenhänge als die in dieser Übersicht erklärten. Darüber hinaus benötigt man für die Diagnosestellung neben den Laborergebnissen vielfältige zusätzliche Informationen, die sich aus der Krankengeschichte, der ärztlichen Untersuchung und aus weiteren Untersuchungen wie z. B. dem EKG oder dem Röntgenbild ergeben. Dem Patienten hilft dieses Buch, im Gespräch mit dem Arzt, die Laborergebnisse besser zu verstehen und sie in den Zusammenhang einer Erkrankung einzuordnen. Die „Blutwerte" sollen nicht länger ein „Buch mit sieben Siegeln" für den Laien sein, sondern als wichtige Bausteine der Diagnosefindung und Behandlungsplanung erkennbar werden. Natürlich kann ein solcher Band nicht das Gespräch mit dem behandelnden Arzt ersetzen oder dem Leser ermöglichen, aus einzelnen Laborwerten selbständig eine Diagnose zu stellen.

Die Normalwerte, die in diesem Band angegeben werden, sind typische Normalwerte für die einzelnen Untersuchungen. Die Grenzen dessen, was als normal bewertet wird, können von Labor zu Labor etwas schwanken.

Dies liegt an unterschiedlichen technischen Methoden bei der Bestimmung der Werte. Sie sollten sich daher bei der Beurteilung von Laborwerten zunächst bei Ihrem Arzt informieren, ob die Normgrenzen mit den hier genannten Werten übereinstimmen. Vorsicht ist auch geraten, weil es für zahlreiche Laborwerte unterschiedliche Einheiten gibt, die völlig verschiedene Zahlenwerte ergeben können. Beispielsweise kann der Blutsauerstoff (pO_2) sowohl in Millimeter Quecksilbersäule (mmHg) mit den Normalwerten 75 bis 100 mmHg als auch in Kilopascal (kPa) mit den Normalwerten 10,0 bis 13,3 kPa angegeben werden. Beachtet man die Grenzen, die einem solchen Leitfaden gesetzt sind, so kann er zu einem besseren Verständnis für die Bedeutung von Laboruntersuchungen führen und damit Arzt und Patient helfen.

Was besagen medizinische Laborwerte?

Die meisten Laborwerte, die der Arzt für eine Diagnose benötigt, werden durch biochemische Untersuchungen von Blutproben gewonnen. Das Blut bildet das innere Milieu des Menschen. Es ist für den Austausch von Nährstoffen, Signalstoffen und Abfallprodukten zwischen den einzelnen Organsystemen verantwortlich. Seine Zusammensetzung muss unter allen Lebens- und Ernährungsbedingungen des Menschen in engen Grenzen konstant gehalten werden. Der menschliche Körper enthält ca. 4–6 Liter Blut, das durch das Herz in ständiger Zirkulation gehalten wird. Im Durchschnitt wird der gesamte Blutgehalt in Arterien und Venen einmal pro Minute umgewälzt. Die Organe nehmen aus dem Blut Nährstoffe und Sauerstoff auf und geben ihre typischen Produkte sowie Abfallstoffe ihres Stoffwechsels ab. Bei Schädigung einzelner Organsysteme können auch Stoffe, die normalerweise in den Zellen dieser Organe bleiben, ins Blut übertreten. Solche Stoffe sind bis zu einem bestimmten Grenzwert auch im Blut des Gesunden nachzuweisen. Überschreitet die Konzentration eines solchen Stoffes jedoch die Normalgrenze, weist dies auf eine Schädigung des entsprechenden Organs hin. Durch Untersuchungen des Blutes können deshalb die Funktionen der meisten Organe beurteilt und Organschädigungen erkannt werden.

Für einzelne Organe ist zusätzlich die Untersuchung anderer Körpersekrete wichtig. Beispielsweise kann die Untersuchung des Urins wichtige Hinweise bei Erkrankungen der Nieren, die Untersuchung des Stuhles bei

Erkrankungen des Magen-Darm-Traktes und der Bauchspeicheldrüse geben. Als Normalwerte für die jeweiligen Tests hat man die Wertebereiche festgelegt, die bei einer großen Anzahl von offensichtlich gesunden Personen gemessen wurden. Die Grenzen der Normbereiche sind daher nicht ganz scharf. So können Messwerte, die gerade noch an der Obergrenze eines Normbereichs liegen, bereits eine Krankheit anzeigen, während in Einzelfällen auch Werte über der Normgrenze einmal bei Gesunden vorkommen können.

Die Werte werden in sehr unterschiedlichen Maßeinheiten angegeben. Teilweise finden Sie auch zwei Maße, da im Gegensatz zu den westlichen Bundesländern in der ehemaligen „DDR" Laborwerte in den so genannten SI-Einheiten gemessen wurden und sich dies in den neuen Bundesländern weitgehend erhalten hat.

Blut

Die Zusammensetzung des Blutes

Das Blut setzt sich aus dem Blutplasma und den Blutzellen zusammen. Das Blutplasma ist die flüssige Grundsubstanz, die zu 90 % aus Wasser besteht. Die restlichen 10 % setzen sich aus Eiweiß und zahlreichen weiteren Stoffen zusammen, von denen ein Teil zur Diagnosestellung gemessen werden kann. Im Blutplasma, einer gelblichen, klaren Flüssigkeit, sind die Blutsalze, die Nährstoffe und Stoffwechselprodukte gelöst.

Die Zellen des Blutes schwimmen im Blutplasma und werden von ihm durch die Blutgefäße, die Arterien und Venen, transportiert. Der Anteil des Blutplasmas am Blut beträgt normalerweise etwa 50–60 %, die übrigen 40–50 % werden von den Blutzellen bestritten.

Das Blutbild

Als „Blutbild“ bezeichnet man die Untersuchung der Zellen des Blutes. Hierbei sind drei Zelltypen mit unterschiedlichen Funktionen zu unterscheiden: die weißen Blutkörperchen (Leukozyten), die roten Blutkörperchen (Erythrozyten) und die Blutplättchen (Thrombozyten).

Zur genauen Untersuchung des Blutbildes gehören die Laborwerte Leukozytenzahl, Erythrozytenzahl, Hämoglobin, Hämatokrit und Thrombozytenzahl.

Leukozytenzahl

Bedeutung

Dringen in unseren Organismus Krankheitserreger ein, so ist es die Aufgabe der weißen Blutkörperchen (Leukozyten) sie abzuwehren. Wie alle Blutzellen werden die Leukozyten im Knochenmark gebildet. Ihre Anzahl kann unter dem Mikroskop oder mit Laborautomaten bestimmt werden. Von den Erythrozyten sind sie durch ihre fehlende rote Färbung und durch ihre Größe zu unterscheiden.

Werte

- Normalwerte: 4000 bis 10 000/µl.
- Erhöhte Werte: *häufig:* Infektionen, besonders durch Bakterien; Entzündungen;
  selten: Autoimmunerkrankungen; „Blutkrebs" (Leukämie); Mitreaktion bei vielen anderen schweren Krankheiten, z. B. Herzinfarkt.
- Erniedrigte Werte: *häufig:* Infektionen, besonders durch Viren; Nebenwirkung von Medikamenten;
  selten: Schäden des Knochenmarks; Vergiftungen; Autoimmunerkrankungen.

Hinweise

Veränderungen der Leukozytenzahl weisen meistens darauf hin, dass sich das Immunsystem des Körpers mit eindringenden Krankheitserregern auseinander setzt. Die übrigen aufgeführten Ursachen einer veränderten Leukozytenzahl sind seltener. Autoimmunerkrankungen sind Krankheiten, bei denen das Immunsystem fälschlicherweise körpereigene Strukturen angreift, weil es sie als Fremdkörper begreift. Bei Leukämien („Blutkrebs") sind die Leukozytenzahlen meist extrem stark erhöht (50 000 bis über 100 000/µl), während die Leukozytenerhöhung in den übrigen Fällen in der Regel nur Werte bis ca. 30 000/µl erreicht.

Für bestimmte Fragestellungen können die Leukozyten in verschiedene Zell-Klassen eingeteilt werden, die man unter dem Mikroskop unterscheiden kann. Dies kann wichtig sein, weil die Zell-Klassen unterschiedliche Aufgaben bei der Immunabwehr haben. So erkennt man die Granulozyten und Makrophagen, die als Fresszellen Krankheitserreger aufnehmen und zerstören. Daneben gibt es die Lymphozyten, die unter anderem die Antikörper gegen Krankheitserreger herstellen. Wird die Anzahl der einzelnen Zell-Klassen der Leukozyten untersucht, bezeichnet man das als „Differential-Blutbild".

Erythrozytenzahl

Bedeutung

Die Aufgabe der roten Blutkörperchen (Erythrozyten) liegt im Transport von Sauerstoff und Kohlendioxid. Der Körper nimmt den Sauerstoff aus der Luft über die Lunge auf. Die Erythrozyten transportieren ihn zu allen Zellen des Organismus, die ihn für ihren Stoffwechsel benötigen. Sie enthalten das Hämoglobin, den Eiweißstoff, der den eigentlichen Trägerstoff für Sauerstoff darstellt. Alle Zellen des Körpers sind auf eine ständige Zufuhr von Sauerstoff durch die roten Blutzellen angewiesen. Wenn die Erythrozyten den Sauerstoff an Körperzellen abgegeben haben, nehmen sie im Austausch das Abfallprodukt Kohlendioxid auf und transportieren es zurück in die Lunge, wo es an die Atemluft abgegeben wird. Auch die Erythrozyten werden im Knochenmark gebildet. Ihre Anzahl kann unter dem Mikroskop oder mit Laborautomaten bestimmt werden.

Werte

- Normalwerte: *Männer:* 4,5 bis 6,0 Mio./µl.
  Frauen: 4,0 bis 5,5 Mio./µl.

- Erhöhte Werte: *häufig:* Raucher; chronische Lungenerkrankungen; Aufenthalt in großen Höhen; Flüssigkeitsmangel, z. B. bei schwerem Durchfall;
  selten: Herzfehler; Knochenmarkserkrankung.

- Erniedrigte Werte: *häufig:* Blutung; Eisenmangel; Infektionen;
  selten: Mangel an Vitamin B_{12} oder Folsäure; Erkrankungen des Knochenmarks; Autoimmunerkrankungen; angeborene Stoffwechselerkrankungen; schwere Leber- oder Nierenerkrankungen; chronischer Alkoholismus.

Hinweise

Leichte Erhöhungen der Erythrozytenzahl sind häufig Ausdruck eines Sauerstoffmangels des Organismus, z. B. bei Rauchern, bei Krankheiten der Lunge, aber auch bei längerem Aufenthalt in großen Höhen. Bei plötzlich aufgetretenem schwerem Flüssigkeitsmangel (z. B. Durchfall, Erbrechen, starkes Schwitzen) kann eine gesteigerte Erythrozytenzahl vorgetäuscht werden, weil das Blutplasma vermindert ist. Selten führen Herzfehler zu einer Erhöhung der Erythrozytenzahl. Hierbei wird ein Teil des Blutes nicht zur Beladung mit Sauerstoff in die Lunge geleitet. In der Folge täuscht die schlechte Sauerstoffversorgung dem Knochenmark einen Mangel an Erythrozyten vor, so dass es vermehrt rote Blutzellen bildet. Darüber hinaus gibt es eine seltene Knochenmarkserkrankung (Polyzythämia vera) mit unkontrollierter Produktion roter Blutzellen.

Einen Mangel an Erythrozyten bezeichnet man als Anämie (Blutarmut). Sie kann bei Blutverlusten nach außen (Verletzungen) oder innen (Magenblutung, Darmblutung) vorkommen. Weiterhin entsteht sie, wenn weniger rote Blutkörperchen gebildet werden, als der Körper benötigt. Dies trifft häufig bei Eisenmangel zu, kommt aber auch bei Mangel an den Vitaminen B_{12} oder Folsäure, bei Infektionen, als Medikamentennebenwirkung oder bei Knochenmarkserkrankungen vor. Autoimmunerkrankungen und angeborene Stoffwechselerkrankungen können zu einer Zerstörung des Blutes in den Blutgefäßen (Hämolyse) führen.

Nach akuten Blutverlusten muss der Körper schnell neue Erythrozyten aus dem Knochenmark in das Blut hinein ausschwemmen, um die Zahl der Sauerstoffträger wieder aufzufüllen. Dadurch gelangen auch Erythrozyten ins Blut, deren Ausreifung noch nicht ganz beendet ist, die also noch sehr „jung" sind. Diese Zellen werden als „Reticulozyten" bezeichnet und sind unter dem Mikroskop zu erkennen. Normalerweise weisen nur etwa 1–2 % der Erythrozyten die Merkmale der Reticulozyten auf. Ist dieser Anteil jedoch wesentlich höher, so bildet der Körper gerade sehr viel Blut nach, weshalb man also z. B. nach einer Blutung suchen muss. Die Reticulozyten helfen auch, bei einer Blutarmut zwischen Blutverlust (viele Reticulozyten) und gestörter Neubildung (wenig Reticulozyten) zu unterscheiden.

Hämoglobin (Hb-Wert)

Bedeutung

Die roten Blutkörperchen erhalten ihre rote Farbe vom Hämoglobin, einem eisenhaltigen Eiweißstoff, der im Blut der eigentliche Sauerstoffträger ist. Außer der Bestimmung der Zahl der Erythrozyten kann auch eine

Messung der Hämoglobinkonzentration durchgeführt werden. In den meisten Fällen betreffen Veränderungen sowohl Erythrozyten als auch Hämoglobin, es gibt aber auch Situationen, in denen die Erythrozyten bei normaler Anzahl zu wenig Hämoglobin enthalten und daher ihren Aufgaben nicht gerecht werden können.

Werte

- Normalwerte: *Männer:* 14 bis 18 g/100 ml [140 bis 180 g/l].
  Frauen: 12 bis 16 g/100 ml [120 bis 160 g/l].
- Erhöhte Werte: *häufig:* Raucher; chronische Lungenerkrankungen; *selten:* Herzfehler; Knochenmarkserkrankung.
- Erniedrigte Werte: *häufig:* Blutung; Eisenmangel; Infektionen; *selten:* Mangel an Vitamin B_{12} oder Folsäure; Erkrankungen des Knochenmarks; Autoimmunerkrankungen; angeborene Stoffwechselerkrankungen; schwere Leber- oder Nierenerkrankungen; chronischer Alkoholismus.

Hinweise

Die Ursachen eines veränderten Hämoglobinwertes entsprechen überwiegend denen einer veränderten Erythrozytenzahl. Besonders beim Eisenmangel und bei Infektionen ist der Hämoglobinwert jedoch stärker vermindert als die Erythrozytenzahl. Schwere Leber- oder Nierenkrankheiten und der chronische Alkoholismus reduzieren durch eine schleichende Vergiftung des Knochenmarks die Neubildung von Erythrozyten und Thrombozyten und verändern auf diese Weise auch den Hämoglobinwert.

Hämatokrit (Hkt-Wert)

Bedeutung

Ein weiteres, sehr gebräuchliches Maß für die Sauerstofftransportfunktion des Blutes ist der Hämatokrit. Er beschreibt den Anteil der roten Blutkörperchen am gesamten Blut. Lässt man Blutproben eine Weile ruhig stehen oder zentrifugiert die Zellen des Blutes herunter, so dass sie sich absetzen, kann man den Anteil der Zellen am Blutvolumen ablesen. Genau genommen bezeichnet der Hämatokrit nur den Anteil der roten Blutkörperchen am Blutvolumen, aber der Anteil der Leukozyten und Blutplättchen ist normalerweise so gering, dass dieser Unterschied vernachlässigt werden kann.

Werte

- Normalwerte: *Männer:* 42 bis 52 %.
  Frauen: 38 bis 48 %.

- Erhöhte Werte: *häufig:* Raucher; chronische Lungenerkrankungen; Flüssigkeitsmangel, z. B. bei schwerem Durchfall; Verbrennungen;
  selten: Herzfehler; Knochenmarkserkrankung.

- Erniedrigte Werte: *häufig:* Blutung; Eisenmangel; Infektionen;
  selten: Mangel an Vitamin B_{12} oder Folsäure; Erkrankungen des Knochenmarks; Autoimmunerkrankungen; angeborene Stoffwechselerkrankungen; schwere Leber- oder Nierenerkrankungen; chronischer Alkoholismus.

Hinweise

Der Hämatokritwert wird durch die gleichen Faktoren beeinflusst wie Erythrozytenzahl und Hämoglobin. Er steigt bei Sauerstoffmangel und fällt bei Blutverlust oder verminderter Nachbildung von roten Blutzellen. Da er das Verhältnis zwischen Blutplasma und roten Blutkörperchen angibt, wird er natürlich auch durch eine starke Verminderung des Plasmas, z. B. bei Durchfall oder Verbrennungen, beeinflusst.

Thrombozytenzahl

Bedeutung

Die Thrombozyten werden wegen ihrer Gestalt unter dem Mikroskop auch „Blutplättchen“ genannt. Sie spielen eine wichtige Rolle bei der Blutgerinnung. Bei Verletzungen des Blutgefäßsystems lagern sie sich an die geschädigte Gefäßwand an und verschließen sie rasch, um weitere Blutverluste zu verhindern. Auch die Thrombozyten werden im Knochenmark gebildet. Sie bilden einen Bestandteil des Schorfes, der eine blutende Wunde verschließt.

Werte

- Normalwerte: 150 000 bis 400 000/µl.
- Erhöhte Werte: *häufig:* Entzündungen; Infektionen; *selten:* Knochenmarkserkrankung; nach Entfernung der Milz.
- Erniedrigte Werte: *häufig:* Infektionen; Medikamentennebenwirkungen; *selten:* Erkrankungen des Knochenmarks; Autoimmunerkrankungen; angeborene Thrombozytenerkrankungen; schwere Leber- oder Nierenerkrankungen; chronischer Alkoholismus.

Hinweise

Bei vielen Entzündungen und Infektionen kann es zu einem Anstieg der Thrombozytenzahl kommen, der harmlos ist und nach Abklingen der Entzündung zurückgeht. Selten ist eine Knochenmarkskrankheit, bei der unkontrolliert viele Thrombozyten gebildet werden, die Ursache. Sie kann zu Verschlüssen von Blutgefäßen (Thrombose) führen. Thrombozyten werden normalerweise in der Milz abgebaut. Bei Personen, denen z. B. nach einem Unfall die Milz entfernt werden musste, ist der Thrombozytenabbau stark vermindert. Da ständig neue Thrombozyten im Knochenmark nachgebildet werden, steigt ihre Zahl im Blut an.

Verminderungen der Thrombozytenzahlen entstehen vor allem bei reduzierter Bildung der Blutplättchen im Knochenmark durch Infektionen oder unerwünschte Wirkungen vieler Medikamente sowie bei Knochenmarkskrankheiten und schweren Allgemeinkrankheiten. Selten kommt eine Zerstörung der Thrombozyten in einer krankhaft vergrößerten Milz vor.

Die Thrombozyten sind ein wichtiger Bestandteil des Gerinnungssystems. Bei manchen Erkrankungen, z. B. nach Herzinfarkt oder bei Durchblutungsstörungen des Gehirns, muss eine „Blutverdünnung“, d. h. eine Hemmung des Gerinnungssystems, erzeugt werden. Dies soll die Bildung von „Blutgerinnseln“ (Thromben) in den Herzkranzgefäßen und Hirnschlagadern verhindern. Jene Thromben entstehen unter Beteiligung der Thrombozyten. Das Medikament Acetylsalicylsäure (Aspirin®, ASS) hemmt die Zusammenballung von Thrombozyten zum Thrombus. Die Anzahl der Thrombozyten im Blut wird aber nicht beeinflusst.

Die Blutgruppen

Nur zwischen Personen mit verträglichen Blutgruppen kann eine Blutübertragung durchgeführt werden, so dass nicht zwischen allen Menschen Bluttransfusionen möglich sind. Bei Blutgruppenunverträglichkeit kommt es hingegen zur Zerstörung des transfundierten Blutes und zu schweren allergischen Reaktionen des Empfängers bis hin zum Schock. In diesen Fällen reagiert das Immunsystem des Empfängers auf die Erythrozyten einer unverträglichen Blutgruppe; denn auf der Oberfläche der roten Blutkörperchen finden sich die Blutgruppenmerkmale in Form von Molekülen. Welche Blutgruppe ein Mensch auf seinen Erythrozyten trägt, ist ihm erblich vorgegeben.

Nicht alle Blutgruppen sind gegenseitig unverträglich, es gibt vielmehr ein festes Schema der wechselseitigen Verträglichkeiten. Die zuverlässige Bestimmung der Blutgruppen ist die Voraussetzung für eine sichere Durchführung von Bluttransfusionen. Man unterscheidet die Hauptblutgruppen A, B, AB und Null sowie den Rhesusfaktor. Daneben gibt es eine Vielzahl weiterer Blutgruppenmerkmale, die aber nur in ganz speziellen Situationen eine Rolle spielen.

AB0-System

Bedeutung

Die Blutgruppen des AB0-Systems sind die wichtigsten Blutgruppen für die Verträglichkeit von Transfusionen. Jeder Mensch erhält von seinen Eltern zwei Blutgruppen-Gene, eines von der Mutter und eins vom Vater. Diese beiden Gene bestimmen seine Blutgruppe. Erhält er vom Vater das Gen A und von der Mutter das Gen B, so hat er die Blutgruppe AB. Erhält er von beiden Elternteilen A oder von beiden B, so ist seine Blutgruppe entsprechend A bzw. B. Es kann aber auch vorkommen, dass er weder A noch B von seinen Eltern vererbt bekommt, in diesem Falle hat er die Blutgruppe Null. Vererbt ein Elternteil entweder A oder B, der andere aber Null, so hat ihr Kind die jeweilige Blutgruppe A oder B, d. h. A und B sind über Null dominant.

Aus diesem Prinzip ergibt sich auch, dass jemand, der die Blutgruppe A hat, entweder zwei A-Gene oder ein A-Gen und ein Null-Gen haben kann. Er kann an seine Nachkommen also entweder A oder Null, nicht jedoch B vererben.

Blutgruppen-Verträglichkeit

Blut kann übertragen werden, wenn die Blutgruppe von Spender und Empfänger übereinstimmt. Darüber hinaus gibt es aber weitere verträgliche Kombinationen. Träger der Blutgruppe Null sind universelle Spender: Ihr Blut kann an Empfänger aller Blutgruppen transfundiert werden. Dagegen sind Träger der Blutgruppe AB universelle Empfänger: Sie vertragen alle Blutgruppen.

BLUTGRUPPEN-VERTRÄGLICHKEIT

Blutgruppe des Spenders kann übertragen werden auf	Empfänger der Blutgruppe
A	A, AB
B	B, AB
AB	AB
Null	A, B, AB, Null

Hinweise

Die Austauschbarkeit der Blutgruppen unter Beachtung der Verträglichkeitsregeln kann wichtig sein, weil die Häufigkeit der Blutgruppen in der Bevölkerung sehr unterschiedlich ist und es vorkommen kann, dass nicht immer Blut der benötigten Blutgruppe rechtzeitig zur Verfügung steht. Beispielsweise haben in Mitteleuropa etwas über 40 % der Bevölkerung die Blutgruppe A, weitere 40 % die Blutgruppe Null, etwa 10 % die Blutgruppe B, die Blutgruppe AB kommt hingegen nur bei etwa 6 % der Bevölkerung vor.

Rhesusfaktor

Bedeutung
Auch der Rhesusfaktor ist ein Blutgruppenmerkmal, das sich auf den roten Blutkörperchen findet. Personen, deren Erythrozyten das Merkmal aufweisen, werden als Rhesus-positiv, die übrigen als Rhesus-negativ bezeichnet. In Mitteleuropa sind 85 % der Bevölkerung Rhesus-positiv.

BLUTGRUPPEN-VERTRÄGLICHKEIT

Blutgruppe des Spenders kann übertragen werden auf	Empfänger der Blutgruppe
Rhesus-positiv	Rhesus-positiv
Rhesus-negativ	alle

Hinweise
Im Unterschied zum AB0-System führt eine Rhesus-unverträgliche Transfusion nicht direkt zu einer Unverträglichkeitsreaktion. Der Empfänger wird aber sensibilisiert und reagiert bei einem erneuten Kontakt mit Rhesus-positivem Blut. Die Rhesus-Unverträglichkeit ist ein wichtiges Problem in der Schwangerschaft. Bekommt eine Rhesus-negative Frau ein Rhesus-positives Kind, so wird ihr Körper gegen den Rhesusfaktor sensibilisiert. In der ersten Schwangerschaft ist das nicht schlimm, bekommt eine derartig sensibilisierte Mutter jedoch ein zweites Rhesus-positives Kind, so kann ihr Immunsystem das Blut dieses Kindes zerstören. Glücklicherweise kann eine solche Reaktion durch die sogenannte Rhesus-Prophylaxe, die Gabe von Rhesus-Antikörpern, verhindert werden.

Elektrolyte (Blutsalze)

Der Mensch stammt, wie alle Organismen, von Lebensformen ab, die im Meer zu Hause waren. Daher hat sich in seinem Blutkreislauf ein Milieu erhalten, das beinahe der Zusammensetzung von Meerwasser entspricht. Das Blut hat einen hohen Gehalt an Salzen, besonders an Natrium, Kalium, Calcium, Magnesium und Chlorid. Die Salze sind in Form von Ionen, also elektrisch geladenen Partikeln, im Blut gelöst. Dabei finden sich immer genauso viele positiv (Natrium, Kalium, Calcium, Magnesium) wie negativ (z.B. Chlorid) geladene Partikel, die vielfältige Funktionen ausüben. Ihre Konzentration muss in sehr engen Grenzen konstant gehalten werden.

Die Steuerung der Salzkonzentrationen im Blut ist eine wichtige Aufgabe der Nieren, die auf eine salzreiche Mahlzeit mit einer höheren Salzausscheidung im Urin und auf einen Mangel mit einem Zurückhalten von Salz reagieren. Aus diesem Grund ist es beim Gesunden kaum möglich, die Blutsalzkonzentrationen durch Zufuhr mit der Nahrung zu verändern. Störungen der Nierenfunktion oder bestimmter Stoffwechselfunktionen können jedoch zu teilweise gefährlichen Veränderungen der Blutsalze führen. Die Konzentration von Ionen im Blut wird in Millimol pro Liter Blut (mmol/l) angegeben, ein Wert, der die Zahl der gelösten Teilchen pro Liter angibt. Der Begriff Millimol macht uns die Angabe etwas einfacher, denn sonst müsste man bei einer Konzentration von 1 mmol/l davon sprechen, dass 600 000 000 000 000 000 000 Teilchen in einem Liter gelöst sind.

Natrium

Bedeutung

Natrium bildet neben dem Chlorid einen Bestandteil des Kochsalzes. Unter den positiv geladenen Ionen hat es die höchste Konzentration im Blut. Die Wände der Blutgefäße im Körper haben die Eigenschaft, Wasser, in dem kein Natrium oder Eiweiß gelöst ist, hindurchzulassen. Wäre also kein Natrium im Blut, könnte das Wasser des Blutplasmas gar nicht in den Arterien und Venen bleiben, sondern würde in die Zellen des Körpers und ins Bindegewebe fließen. Hierdurch würden alle Gewebe anschwellen und könnten nicht mehr funktionieren. Solch eine Gewebeschwellung (Ödem) tritt bei schweren Störungen der Natriumkonzentration tatsächlich auf. Besonders schlimm ist dies für das Gehirn, da es im knöchernen Schädel keinen Ausdehnungsspielraum hat. Zum Glück verändert sich die Natriumkonzentration im Blut jedoch nur selten so stark, dass Schäden am Gehirn auftreten.

Werte

- Normalwerte: 135 bis 145 mmol/l.
- Erhöhte Werte: zu geringe Flüssigkeitszufuhr; Nierenkrankheiten.

- Erniedrigte Werte: Verlust salzhaltiger Körperflüssigkeit, z. B. durch Erbrechen, Verbrennungen, Durchfall. Herzschwäche, Nierenerkrankungen, Leberkrankheiten.

Hinweise

Die Steuerung der Natriumkonzentration durch die Nieren steht unter der Kontrolle bestimmter Bereiche des Gehirns. In seltenen Fällen ist eine Erhöhung der Natriumwerte deshalb auch auf Störungen dieser Hirnareale (Hypophyse) zurückzuführen. Des Weiteren beeinflusst das Hormonsystem den Natriumgehalt im Blut. Wodurch beispielsweise Leberkranke, bei denen der Hormonstoffwechsel gestört ist, zu niedrigem Blutnatrium neigen. Aber auch eine Herzschwäche kann die Blutsalze durcheinander bringen. Die Nieren können nämlich den Salz- und Wasserhaushalt nur dann richtig regulieren, wenn das Herz das Blut immer ausreichend in Zirkulation hält. Zur Behandlung der Natriumstörungen muss hauptsächlich für eine angepasste Zufuhr von Wasser gesorgt werden, was bei hohen Natriumwerten heißt: viel trinken, bei niedrigen Werten: wenig trinken. Nur in schweren Fällen muss der Arzt Infusionen verordnen, mit denen Natrium und Wasser zugeführt werden.

Kalium

Bedeutung

Kalium kommt in viel geringeren Mengen im Blut vor als Natrium. Allerdings muss es noch genauer reguliert werden. Es ist nämlich für die elektrische Erregung von Nerven und Muskeln wichtig, die nicht außer Kontrolle geraten darf. Nerven leiten ihre Impulse als elektrische Signale fort. Ohne eine elektrische Erregung könnte das Nervensystem seine Aufgaben nicht wahrnehmen. Auch die Muskeln ziehen sich zusammen, weil ihre Zellen elektrisch erregt werden – ein ständiger Vorgang am Herzen, das ohne elektrische Erregung stehen bleiben würde. Damit unser Kreislauf nicht zusammenbricht, muss diese Erregung ganz regelmäßig verlaufen. Die elektrische Spannung, z. B. an der Herzmuskelzelle, entsteht hierbei wie in einer Batterie durch die Trennung geladener Teilchen: In der Herzmuskelzelle finden sich sehr viele (positiv geladene) Kalium-Ionen, im umgebenden Blut hingegen wesentlich weniger. So wird leicht verständlich, dass krankhafte Veränderungen des Kaliumgehalts im Blut zu einer Zunahme oder Abnahme der elektrischen Spannung am Herzmuskel führen, was zu lebensgefährlichen Herzrhythmusstörungen und sogar zum Herzstillstand führen kann. Wie die übrigen Blutsalze wird Kalium von den Nieren reguliert, vielfältige Einflüsse kommen jedoch auch durch Stoffwechselprozesse. Bei gesunden Nieren sind Veränderungen der Kaliumwerte nur selten von Bedeutung, bei Nierenkrankheiten können sie hingegen wichtig werden.

Werte

- Normalwerte: 3,5 bis 5,0 mmol/l.
- Erhöhte Werte: Nierenkrankheiten und Zuckerschock bei Zuckerkranken.
- Erniedrigte Werte: Verlust salzhaltiger Körperflüssigkeit, z. B. durch Erbrechen, Durchfall; übermäßiger Gebrauch von Abführmitteln und wassertreibenden Medikamenten; Nierenerkrankungen.

Hinweise

Bei gesunden Nieren kommen Veränderungen des Kaliums nur sehr selten vor, Nierenkranke wissen dagegen, dass sie sich sehr genau an Diätvorschriften halten müssen, damit ihr Kalium nicht zu stark ansteigt. Veränderungen außerhalb der Normalwerte sind immer sehr gefährlich und müssen sofort behandelt werden, meistens mit Medikamenten oder Infusionen. Enge Zusammenhänge bestehen darüber hinaus zwischen dem Kalium und dem Zuckerstoffwechsel, da das Insulin, das den Zuckerstoffwechsel regelt, auch Kalium aus dem Blut in die Körperzellen transportiert. Des Weiteren führen Abführmittel und harntreibende Medikamente (Diuretika) zu einem erheblichen Kaliumverlust mit dem Stuhl und dem Urin.

Calcium, Magnesium

Bedeutung

Calcium ist besonders für den Knochenstoffwechsel wichtig, da die harte Knochensubstanz überwiegend aus Calciumsalzen zusammengesetzt ist. Eine Messung des Magnesiums im Blut ist nur selten erforderlich. Bei beiden Ionen führt ein Mangel zu Muskelkrämpfen. Aus hohen Werten für Calcium können Kalkablagerungen im Körper folgen, während hohe Magnesiumwerte normalerweise keine bedeutsamen Probleme nach sich ziehen.

Werte

- Normalwerte: *Calcium:* 2,2 bis 2,7 mmol/l.
  Magnesium: 0,65 bis 1,05 mmol/l.
- Erhöhte Werte: Nierenkrankheiten, für Calcium auch zu hohe Zufuhr von Vitamin D, Knochenstoffwechselstörungen, Krankheiten der Nebenschilddrüsen, Knochenbefall bei bösartigen Tumoren.
- Erniedrigte Werte: Darmkrankheiten, für Calcium auch Vitamin-D-Mangel, Nebenschilddrüsenkrankheiten.

Hinweise

Das Calcium im Blut wird durch das Hormon der Nebenschilddrüsen (Parathormon) und durch Vitamin D kontrolliert. Die seltenen Nebenschilddrüsenkrankheiten verändern daher den Calciumspiegel. Früher, als Vitamin-D-Mangel häufiger war, kam es bei Kindern mit niedrigem Calciumgehalt im Blut zur gefürchteten Rachitis – einer Krankheit, bei der zu wenig Calcium in die Knochen eingelagert wird, weshalb sie nicht die nötige Festigkeit entwickeln können. Manche Arten von bösartigen Tumoren bilden Absiedlungen (Metastasen) im Knochensystem, woraufhin in der Folge vielfach in großen Mengen Calcium aus den Knochen herausgelöst wird. Hierdurch kann das Calcium im Blut so stark ansteigen, dass es zu schwerwiegenden Auswirkungen auf das Gehirn kommt (Schläfrigkeit, Verwirrtheit, Koma).

Chlorid

Bedeutung

Das Chlorid, neben Natrium der zweite Bestandteil des Kochsalzes, macht den größten Anteil der negativ geladenen Teilchen im Blut aus. Es sorgt für den Ausgleich der elektrischen Ladung und hat darüber hinaus selbst wenig eigene Wirkungen im Organismus.

Werte

- Normalwerte: 95 bis 105 mmol/l.
- Erhöhte Werte: meist mit Natrium, seltene Nierenkrankheiten.
- Erniedrigte Werte: Verlust salzhaltiger Körperflüssigkeit, besonders durch Erbrechen.

Hinweise

Meistens verlaufen die Veränderungen von Natrium und Chlorid im Blut parallel, zumal auch die Flüssigkeitsverluste häufig Verluste an Kochsalz, also Natrium und Chlorid hervorrufen. Beim Erbrechen verliert der Körper die Salzsäure des Magens, die ebenfalls Chlorid-Ionen enthält, hier jedoch ohne den Gegenspieler Natrium. In speziellen Fällen können die Chloridwerte im Blut bei der Erkennung seltener Nierenkrankheiten helfen.

Plasma-Eiweiß

Bedeutung

Neben Wasser und Salzen stellt Eiweiß einen wichtigen Bestandteil des Blutplasmas dar. Denn auch das Eiweiß ist notwendig, um das Plasma in den Blutgefäßen zu halten und den Austritt des Wassers in das Gewebe zu verhindern. Daneben hat das Eiweiß vielfältige Aufgaben im Stoffwechsel und beim Transport von Hormonen und Signalstoffen im Organismus. Des Weiteren werden viele Medikamente im Blut an das Plasma-Eiweiß gebunden. Das Gesamteiweiß setzt sich aus vielen verschiedenen Eiweißkörpern zusammen, deren Hauptbestandteil das Albumin ist. Die einzelnen Eiweißstoffe können mit der Elektrophorese aufgetrennt werden. Die meisten Eiweiße werden von der Leber gebildet, einige für die Abwehr von Krankheitserregern wichtige Eiweiße (Immunglobuline) jedoch von Zellen des Blutes.

Werte

- Normalwerte: 60 bis 85 g/l.
- Erhöhte Werte: schwere Flüssigkeitsverluste; selten bei Tumoren, die unkontrolliert Immunglobuline bilden.

- Erniedrigte Werte: schwere Mangelernährung, Leberschäden, Eiweißverluste bei Nierenkrankheiten oder Krankheiten des Darmes.

Hinweise

Fehlt dem Organismus sehr viel Wasser, so ist der Eiweißgehalt im Plasma scheinbar erhöht, obwohl die gesamte Eiweißmenge im Gefäßsystem jedoch normal ist. Entarten die Zellen des Blutes, die für die Bildung von Immunglobulinen (Antikörper gegen Krankheitserreger) verantwortlich sind, so kann es zur unkontrollierten Überproduktion dieser Eiweiße kommen.

Niedrige Eiweißwerte entstehen entweder durch verminderte Produktion in der Leber, z. B. wenn die Nährstoffe für die Eiweißbildung fehlen oder die Leber erkrankt ist. Sie kommen auch dann zustande, wenn der Körper bei Erkrankungen der Nieren oder des Darmes sehr viel Eiweiß verliert.

Folge des Eiweißmangels im Blut sind Wassereinlagerungen ins Gewebe, z. B. an den Beinen und im Gesicht, die so genannten Ödeme.

Elektrophorese

Bedeutung

Mit Hilfe der Elektrophorese können die Eiweißstoffe des Blutes nach ihrer Größe getrennt und somit genauer beurteilt werden. Das Ergebnis einer Elektrophorese ist ein Diagramm, aus dem der prozentuale Anteil der wichtigsten Gruppen von Plasma-Eiweißen hervorgeht. Man unterscheidet vier Hauptgruppen: das Albumin, die α-Globuline, die β-Globuline und die γ-Globuline.

Die relativen Veränderungen der einzelnen Eiweiß-Gruppen zueinander geben Aufschluss über die Ursache eines veränderten Plasma-Eiweiß-Wertes.

Werte

Normalwerte:	Albumin	55 bis 65 %
	α-Globuline	9,5 bis 14 %
	β-Globuline	8,0 bis 12,5 %
	γ-Globuline	14,0 bis 20,0 %

- Beispiele für typische Veränderungen:
  Albumin, α- und β-Globuline niedrig, γ-Globuline hoch:
  Leberzirrhose.
  Albumin niedrig, α- und β-Globuline hoch, γ-Globuline niedrig:
  Nierenkrankheit.

Hinweise
In der Gruppe der α- und β-Globuline finden wir viele Transporteiweiße, unter vielen anderen auch das Transferrin, das uns im Zusammenhang mit dem Eisenstoffwechsel wieder begegnet. In der Gruppe der γ-Globuline finden sich die Immunglobuline, also die Antikörper des Immunsystems. Neben den angeführten Beispielen gibt es eine ganze Reihe weiterer Konstellationen der Bluteiweiße, die Hinweise auf bestimmte Erkrankungen geben. Insbesondere sind die seltenen Tumoren, die Immunglobuline produzieren (Plasmozytome), mit dieser Methode gut zu erkennen.

Blutgerinnung

Bei Verletzungen der Haut kommt es durch die Durchtrennung kleiner oder größerer Blutgefäße zur Blutung. Normalerweise kommt bei kleineren Verletzungen diese Blutung innerhalb von wenigen Minuten zum Stillstand und es bildet sich ein Schorf, der die Wunde verschließt. Für diesen Wundverschluss und den Schutz gegen ein Ausbluten bei kleinsten Verletzungen ist das Gerinnungssystem verantwortlich. Es besteht aus einer ganzen Reihe von hoch spezialisierten Eiweißstoffen im Blut (Gerinnungsfaktoren) und den Thrombozyten. In einer Art Kettenreaktion wirken 13 verschiedene Stoffe zusammen, um schließlich einen Schorf (Thrombus) zu bilden, der ein Blutgefäß verschließt. Diese vielen Stoffe sind für eine genaue Steuerung des Gerinnungsvorgangs nötig. Eine fälschlich ausgelöste oder zu starke Gerinnung kann zum Verschluss wichtiger Blutgefäße und damit zu einer Schädigung der dadurch versorgten Organe führen.

Laborwerte, die Aufschluss über das Gerinnungssystem geben, sind neben der Blutungszeit vor allem die PTT (partielle Thromboplastinzeit) und der Quick-Wert. Beide werden gemessen, indem man Blut abnimmt, die Blutgerinnung durch Zusatz verschiedener Stoffe auslöst und die Zeit misst, bis das Blut geronnen ist. Dennoch werden beide durch Störungen des Gerinnungssystems unterschiedlich beeinflusst, so dass man daraus Rückschlüsse auf die Ursache der Erkrankung ziehen kann. Dementsprechend unterschiedlich sind die Ergebnisse: Eine erhöhte Blutungsneigung wird bei der PTT durch erhöhte, beim Quick durch erniedrigte Werte angezeigt.

Blutungszeit

Bedeutung

Die Blutungszeit ist ein sehr einfacher Allgemeintest des Gerinnungssystems, der aber sehr aussagekräftig ist. Hierzu wird mit einer Kanüle oder Stilette eine kleine Verletzung, z.B. am Ohrläppchen, erzeugt. Mit der Stoppuhr misst man die Zeit, bis die Blutung zum Stillstand kommt.

Werte

- Normalwerte: 1 bis 4 Minuten.
- Erhöhte Werte: alle Störungen des Gerinnungssystems mit verminderter Gerinnbarkeit des Blutes, insbesondere Thrombozytenmangel, Thrombozytenfunktionsstörungen, Behandlung mit ASS, erbliche Bluterkrankheit, Mangel an einzelnen Gerinnungsfaktoren.
- Erniedrigte Werte: in der Regel kein Anzeichen einer Krankheit.

Hinweise

Der einfache Test eignet sich besonders gut zur allgemeinen Kontrolle des Gerinnungssystems vor Operationen oder Eingriffen mit Blutungsgefahr, da er nicht nur Teilbereiche der Gerinnung überprüft.

PTT (partielle Thromboplastinzeit)

Werte

- Normalwerte: 21 bis 40 Sekunden.
- Erhöhte Werte: angeborene Gerinnungsstörungen (Bluterkrankheit), Leberschäden, Behandlung mit Heparin.

- Erniedrigte Werte: meist ohne Krankheitswert.

Hinweise

Erhöhte Werte zeigen eine Störung der Gerinnung und erhöhte Blutungsneigung an. Verminderte Werte kommen kaum vor und haben keine Aussagekraft für bestimmte Veränderungen. Bei der erblichen Bluterkrankheit (Hämophilie), die vorwiegend Männer betrifft, wird ein Gerinnungsfaktor vermindert oder gar nicht gebildet. Diese Menschen sind, besonders in schweren Fällen, durch Blutungen bei Bagatellverletzungen gefährdet. Da die meisten Gerinnungsfaktoren in der Leber gebildet werden, können Leberschäden zur Veränderung der PTT führen. Manchmal ist es erforderlich, das Gerinnungssystem zu hemmen, um die Durchblutung z. B. des Herzmuskels oder der Beinvenen zu verbessern – sogenannte Blutverdünnung. Geschieht dies durch das Medikament Heparin, so erhöht sich der PTT-Wert. Mit diesem Wert kann der Arzt die jeweils benötigte Menge an Heparin ermitteln.

Quick-Wert

Werte

- Normalwerte: 70 bis 100 %.
- Erhöhte Werte: kommen kaum vor.
- Erniedrigte Werte: Leberschäden, Behandlung mit Marcumar®.

Hinweise

Der Quick-Test zeigt Störungen der Blutgerinnung durch erniedrigte Werte an. Da die Gerinnungsfaktoren, die mit diesem Test geprüft werden, von der Leber hergestellt werden, sind Leberschäden die wichtigste Ursache für niedrige Werte. Die Bildung der vom Quick-Test gemessenen Gerinnungsfaktoren ist vom Vorhandensein von Vitamin K abhängig, das mit der Nahrung aufgenommen wird. Eine Hemmung der Gerinnung kann auch durch das Medikament Marcumar® erzeugt werden. Marcumar hemmt die Wirkung von Vitamin K und verhindert so die Bildung einer Reihe von Gerinnungsfaktoren. Hierdurch vermindert sich der Quickwert. Die individuelle Dosis des Medikaments wird mit Hilfe des Quick-Wertes ermittelt.

Immunsystem

Unser Immunsystem besteht im Wesentlichen aus den Immunzellen und den Antikörpern im Blut. Die Immunzellen haben wir bereits besprochen, es handelt sich dabei um die weißen Blutkörperchen (Leukozyten). Sie erkennen Krankheitserreger im Blut, fressen sie auf und machen sie damit unschädlich. Genauso sind die Antikörper für die Abwehr von Krankheitserregern wie Bakterien und Viren sehr wichtig. Einerseits können sie selbst die Erreger unschädlich machen oder zerstören, andererseits helfen sie den Immunzellen bei dieser Aufgabe. Bei Patienten mit geschwächtem Immunsystem, die also unter häufigen Infektionen leiden, kann man neben der Zählung der Leukozyten deshalb überprüfen, ob sie genügend Antikörper im Blut haben. Die Gesamtheit der Antikörper bezeichnet man als Immunglobuline, die man im Blut messen kann.

Doch wehrt unser Immunsystem nicht nur Erkrankungen ab, sondern kann selbst welche verursachen. Mitunter kommt es nämlich vor, dass die Erkennung von Krankheitserregern gestört ist und das Immunsystem statt Bakterien und Viren die Zellen des eigenen Körpers angreift. In diesen Fällen spricht man von „Autoimmunerkrankungen“. Sie können sich mit einer Vielzahl von Symptomen an fast allen Organen äußern. Die Diagnosefindung bei Autoimmunerkrankungen ist sehr kompliziert und umfasst eine ganze Anzahl sehr spezieller Laborwerte, die hier aus Platzgründen nicht vorgestellt werden können. Anstelle dessen wollen wir uns im Folgenden ein paar Messwerte ansehen, die allgemeine Veränderungen des Immunsystems anzeigen.

Blutsenkung (BSG: Blutkörperchen-Senkungsgeschwindigkeit)

Bedeutung

Bei diesem Test wird eine Blutprobe in einem Glasröhrchen aufgezogen und beobachtet, wie weit sich die roten Blutkörperchen (Erythrozyten) innerhalb von einer Stunde im Röhrchen absetzen. Dieser einfache Test gibt nur sehr grob an, ob unser Immunsystem gestört ist. Natürlich ist er nur aussagekräftig, wenn der Hämatokrit, also der Anteil der Erythrozyten am Blutvolumen, normal ist. Denn bei stark verändertem Hämatokrit werden die roten Blutkörperchen schneller absinken und die BSG erhöht sein, ohne dass es sich um eine Störung des Immunsystems handeln muss.

Werte

- Normalwerte: *Männer* bis 15 mm/h.
  Frauen bis 20 mm/h.
- Erhöhte Werte: alle entzündlichen Prozesse, Infektionen mit Bakterien oder Viren, Autoimmunkrankheiten, Blutarmut, bösartige Tumoren.

Hinweise

Oft wird der BSG-Wert für zwei Stunden ebenfalls angegeben, allerdings hat dieser Wert keine zusätzliche Aussagekraft. Die Bestimmung der BSG wird durch viele Faktoren beeinflusst, weshalb es oftmals nicht gelingt, die Ursache der BSG-Erhöhung herauszufinden. Findet sich beim ansonsten völlig Gesunden eine erhöhte BSG, so beruht dies meist auf nicht erkannten, leichten Infektionen. Trotzdem sollten bei starker Erhöhung der BSG weitere Untersuchungen durchgeführt werden, um schwerwiegende Krankheitsbilder auszuschließen.

Immunglobuline

Bedeutung

Die Immunglobuline sind die Eiweißstoffe, die als Antikörper eine wichtige Funktion bei der Abwehr von Krankheitserregern haben. Sie werden nach ihrer Struktur in drei Gruppen eingeteilt (Immunglobuline G, A und M), die für eine gesunde Infektabwehr alle in ausreichenden Mengen vorhanden sein müssen. Gebildet werden sie von einem bestimmten Typ von Leukozyten, den B-Lymphozyten. Die Bestimmung der Immunglobuline sagt nichts darüber aus, ob der Körper auch Antikörper gegen einen ganz bestimmten Krankheitserreger, etwa ein Virus, hat. In vielen Fällen kann man diese Frage jedoch durch Spezialuntersuchungen klären. Allein durch die

Messung der γ-Globuline (Immunglobuline G) in der Elektrophorese können die Immunglobuline insgesamt beurteilt werden. Genauer ist es, die einzelnen Immunglobulingruppen direkt zu messen.

Werte

- Normalwerte: IgG 800 bis 1700 mg/100 ml [8,0 bis 17,0 g/l]. IgA 85 bis 490 mg/100 ml [0,8 bis 4,9 g/l]. IgM 50 bis 370 mg/100 ml [0,5 bis 3,7 g/l].
- Erhöhte Werte: *häufig:* akute Infektionen; *selten:* Immunglobulin-produzierende Tumoren.
- Erniedrigte Werte: *häufig:* angeborene Störungen des Immunsystems; *selten:* Nierenerkrankungen, Leukämie.

Hinweise

Wenn sich der Körper gerade mit einer Infektion auseinander setzt, steigert er seine Produktion an Immunglobulinen. Seltene bösartige Erkrankungen von Blutzellen können auf einmal unkontrolliert Immunglobuline herstellen (Plasmozytom) und so zu einem Anstieg der Werte führen. Ein Mangel an Immunglobulinen kommt am häufigsten aufgrund angeborener Störungen vor. Hiervon betroffene Menschen neigen zu häufigen Infektionen: Treten häufig schwere Infektionen auf, so muss man regelmäßig Immunglobuline als Infusion zuführen. Selten sind Krankheiten der Nieren mit schadhaftem Filter der Nierenkörperchen, die Immunglobuline mit dem Urin verlorengehen lassen. Darüber hinaus kann die Bildung von Immunglobulinen durch bösartige Erkrankungen des Blutes (Leukämien) vermindert sein.

CRP (C-reaktives Protein)

Bedeutung

Das CRP ist ein Eiweißstoff, der von der Leber immer dann vermehrt gebildet wird, wenn sich unser Körper mit einem Krankheitserreger auseinander setzt. Besonders Infektionen mit Bakterien führen zu einem Anstieg des CRP, Infektionen mit Viren rufen hingegen kaum eine Reaktion hervor. Bei unklaren Krankheitsbildern mit Fieber kann die Messung des CRP für die

Eingrenzung der Diagnose sehr hilfreich sein. Außerdem ist sie gut geeignet, um das Abklingen einer Infektion und die Wirksamkeit von Antibiotika in der Behandlung bakteriell ausgelöster Krankheiten zu verfolgen. Durch bösartige Tumoren wird die Bildung des CRP jedoch unspezifisch beeinflusst.

Werte

- Normalwerte: bis 3,0 mg/l.
- Erhöhte Werte: Bakterielle Infektionen, bösartige Tumoren.

Hinweise

Da das CRP von der Leber gebildet wird, kann es vorkommen, dass bei Patienten mit Leberschäden der CRP-Wert nicht ansteigt, obwohl eine bakterielle Infektion vorliegt. Dies zeigt eine generelle Schwierigkeit auf, denn die Laborwerte verhalten sich vielfach anders als erwartet, wenn bei einem Patienten mehr als eine Krankheit gleichzeitig vorliegt.

Autoantikörper

Viele Arten von Antikörpern werden normalerweise nicht gebildet, sondern nur wenn unser Immunsystem aufgrund einer gestörten Erkennung von Krankheitserregern das körpereigene Gewebe angreift. Viele, aber bei weitem nicht alle dieser Antikörper können mit Spezialtests nachgewiesen werden. Einer der bekanntesten dieser so genannten Autoantikörper ist wohl der Rheuma-Faktor, der häufig bei Erkrankungen aus dem Bereich des Gelenkrheumas auftritt. Solche Antikörper können sich z. B. gegen die Zellkerne des eigenen Körpers (ANA, „antinukleäre Antikörper“) oder gegen das Molekül mit unserer Erbinformation (DNS) richten und schwerste allgemeine Erkrankungen auslösen. Für diese Antikörper gibt es keine Normalwerte, weil sie beim Gesunden in der Regel nicht nachgewiesen werden können.

Leber

Die Leber ist die Stoffwechselzentrale unseres Körpers. Sie hat zwei Hauptaufgaben: Zum einen stellt sie eine Vielzahl von Bausteinen des Organismus her, wie Eiweißstoffe, Enzyme und Botenstoffe, die unsere Körperfunktionen gewährleisten; zum anderen regelt sie die Umwandlung, den Abbau, Entgiftung und Ausscheidung von Stoffwechselendprodukten des Körpers. Um diesen Aufgaben gerecht zu werden, enthalten Leberzellen eine große Anzahl spezialisierter Eiweißstoffe, so genannte Enzyme, die jeweils für einzelne Stoffwechselfunktionen verantwortlich sind. Die Stoffwechselprodukte werden mit der Gallenflüssigkeit in den Darm ausgeschieden.

Aufgrund dieses großen Spektrums an Leberfunktionen gibt es auch eine große Anzahl von Laborwerten, die auf Erkrankungen der Leber hinweisen können. Hierbei unterscheidet man drei Gruppen:

1. Laborwerte, die die Ausscheidungsfunktion des Gallensystems messen,
2. Laborwerte, die zeigen, ob die Leber genug Stoffwechselbausteine produziert,
3. Laborwerte, die eine Zerstörung von Leberzellen anzeigen.

Für jede der drei Gruppen gibt es zahlreiche einzelne Messwerte; weshalb hier aus jeder Gruppe nur die gebräuchlichsten Tests besprochen werden. In speziellen Fällen überprüft der Arzt zusätzliche Werte, um eine Krankheit präzise eingrenzen zu können.

Messwerte für Enzyme gibt man übrigens immer als Einheiten pro Liter Blut an (engl. Units per liter: U/l); ein Wert, der zeigt, wie viel Enzymwirkung in einem Liter nachzuweisen ist.

Entgiftung von Stoffwechselprodukten

Eine Störung der Entgiftungsfunktion der Leber kann mehrere Ursachen haben. Beispielsweise muss ein Teil der im Organismus entstehenden Giftstoffe von der Leber in unschädliche Stoffe umgewandelt werden. Ist dieser

Vorgang gestört, tritt u. a. immer mehr vom Giftstoff Ammoniak ins Blut. Daneben besteht die Entgiftungsfunktion der Leber vielfach darin, die Endprodukte über die Gallenflüssigkeit in den Darm abzugeben, damit sie mit dem Stuhl ausgeschieden werden können. Nun kann der Abfluss der Gallenflüssigkeit durch Steine in den Gallenwegen blockiert werden. Oder auch Entzündungen oder Krebserkrankungen der Gallenwege können zu einem Verschluss und Aufstau der Gallenflüssigkeit führen. Manchmal sind es indes Veränderungen an den Leberzellen durch eine Leberentzündung (Hepatitis) oder bestimmte Autoimmunkrankheiten, die eine Ausscheidung der Giftstoffe mit der Galle verhindern. Wenn die Gallenflüssigkeit nicht normal abfließen kann, treten ihre Inhaltsstoffe, z. B. das Bilirubin, ins Blut über. Auch in diesen Fällen können die Werte für die Enzyme ansteigen, die eine Leberzellschädigung anzeigen (GOT, GPT, Gamma-GT und AP, s. o.).

Während man bei Hepatitis und Vergiftungen meist höhere Werte für GOT und GPT misst, erhöhen sich bei Erkrankungen der Gallenwege die Werte für Gamma-GT und AP.

Ammoniak

Bedeutung

Ammoniak ist eine giftige Substanz, die im Stoffwechsel beim Abbau von Eiweißstoffen entsteht und von der Leber normalerweise rasch in ungiftige Endprodukte umgewandelt wird. Bei Leberschäden kann diese Umwandlung versagen, so dass der Giftstoff sich im Blut ansammelt.

Werte

- Normalwerte: bis 80 µg/100 ml [bis 50 µmol/l].
- Erhöhte Werte: bei Leberfunktionsstörungen.

Hinweise

Ammoniak im Blut ist ein guter Marker für eine Vergiftung, die entsteht, wenn die Leber versagt. Die Vergiftung führt zu Störungen des Zentralnervensystems: Zu Anfang mit Schläfrigkeit und Zittern der Hände und im Endstadium kommt es zum Koma.

Bilirubin

Bedeutung
Das Bilirubin ist ein Abbaustoff des roten Blutfarbstoffs (Hämoglobin). Da das Blut wie alle Bestandteile unseres Körpers ständig erneuert wird, fällt immer auch Bilirubin an und muss ausgeschieden werden. Dies geschieht normalerweise mit der Gallenflüssigkeit.

Werte
- Normalwerte: bis 1,0 mg/100 ml [bis 18 µmol/l].
- Erhöhte Werte: gestörte Gallenausscheidung, z. B. bei Gallensteinen, Gallenwegsentzündungen oder Tumoren der Gallenwege; Leberzellschäden; Zerstörung der roten Blutzellen.

Hinweise
Ein Anstieg des Bilirubins im Blut führt auch zu einer Einlagerung des intensiv gelben Stoffes in die Haut und den Augapfel und fällt als „Gelbsucht" auf. Nicht nur eine gestörte Leber- und Gallenfunktion kann den Anstieg des Bilirubins bewirken, sondern auch ein zu starker Abbau des roten Blutfarbstoffes, z. B. bei krankhafter Zerstörung des Blutes (Hämolyse).

Herstellung von Stoffwechselbausteinen

Zu den wichtigsten, von der Leber hergestellten Stoffen gehören das Plasma-Eiweiß und die Gerinnungsfaktoren. Die Messung von Plasma-Eiweiß, besonders Albumin, und Quick-Wert überprüft daher auch die Leberfunktion. Häufig wird die Leberleistung auch anhand des Enzyms Cholinesterase (CHE) und der Produktion von Fibrinogen gemessen.

Cholinesterase (CHE)

Bedeutung: Die Cholinesterase ist ein Eiweißstoff, der von der Leber hergestellt und ins Blut abgegeben wird. Sie zirkuliert im Blut und wird unter anderem dafür benötigt, eine normale Funktion der Muskeln sicherzustellen.

Jedoch nur für die Beurteilung der Leber ist ihr Laborwert von Interesse, da die Konzentration im Blut direkt von der Leberleistung abhängt. Die CHE wird als ein Beispiel für die vielen Stoffe gemessen, die die Leber normalerweise herstellt. Ist die CHE vermindert, nimmt man dementsprechend an, dass auch die übrigen Leberprodukte vermindert gebildet werden.

Werte

- Normalwerte: 2800 bis 8500 U/l.
- Erhöhte Werte: meist kein Krankheitswert.
- Erniedrigte Werte: Zeichen einer Leberschädigung, z. B. durch Leberzirrhose, Hepatitis oder Vergiftungen.

Albumin

Bedeutung

Im Blut kommen viele verschiedene Eiweißstoffe vor, die gemeinsam mit dem Gesamteiweißwert erfasst werden. Wie wir bereits im Zusammenhang mit der Elektrophorese erfahren haben, bestehen diese Eiweißstoffe größtenteils aus Albumin, einem in der Leber produzierten Stoff. Somit eignet sich das Vorkommen von Albumin auch als ein Maß, um die Fähigkeit der Leber zur Herstellung ihrer Produkte zu messen.

Werte

- Normalwerte: 38 bis 44 g/l.
- Erhöhte Werte: selten bei schweren Flüssigkeitsverlusten.
- Erniedrigte Werte: Zeichen einer Leberschädigung, z. B. durch Leberzirrhose, Hepatitis oder Vergiftungen; Nierenkrankheiten mit erhöhter Eiweißausscheidung im Urin.

Hinweise

Eine Verminderung der Albuminwerte im Blut weist meistens auf eine fortgeschrittene Lebererkrankung hin. Die Veränderung tritt aber auch auf, wenn der Körper große Mengen an Bluteiweiß verliert, z. B. mit dem Urin bei bestimmten Nierenkrankheiten. Selten kann dies auch bei entzündlichen Darmerkrankungen der Fall sein, bei denen Eiweiß mit dem Stuhl verloren geht.

Fibrinogen

Bedeutung
Das Fibrinogen, ebenfalls ein Produkt der Leberzellenaktivitäten, steht in seiner Funktion am Ende des Gerinnungsprozesses. Nach Aktivierung der zahlreichen Gerinnungsfaktoren wird schließlich aus dem im Blut gelösten Fibrinogen das feste Fibrin, das neben den Thrombozyten die zweite Komponente der Blutgerinnung darstellt.

Werte
- Normalwerte: 200 bis 450 mg/100 ml [5,9 bis 13,2 µmol/l].
- Erhöhte Werte: Infektionen, entzündliche Prozesse, Tumoren.
- Erniedrigte Werte: Zeichen einer Leberschädigung, z. B. durch Leberzirrhose, Hepatitis (Leberentzündung) oder Vergiftungen. Fibrinogenverbrauch bei Schock, Sepsis („Blutvergiftung").

Hinweise
Das Fibrinogen eignet sich prinzipiell wie die Cholinesterase und das Albumin zur Beurteilung der Produktionsleistung der Leber und wird besonders stark von entzündlichen Vorgängen beeinflusst. Außerdem gibt es sehr schwere Krankheitsbilder, bei denen das Gerinnungssystem außer Kontrolle gerät und das Fibrinogen verbraucht und zersetzt wird, so beim Kreislaufschock und bei der Sepsis.

Zerstörung von Leberzellen

Um ihren Aufgaben nachgehen zu können, enthalten die Leberzellen zahlreiche Enzyme, also Eiweißstoffe, die bestimmte chemische Reaktionen steuern oder erleichtern. Diese Enzyme finden sich nur im Innern der Leberzellen. Da ständig, genauso wie andere Körperzellen, einige wenige Leberzellen absterben und durch neue ersetzt werden, tritt eine kleine Menge jener Enzyme ins Blut aus. Daher sind die Enzyme auch beim Gesunden im Blut nachweisbar. Zerstören indes krankhafte Prozesse die Leberzellen, gelangen große Mengen dieser Enzyme ins Blut. Dadurch steigen die Messwerte stark an. Je höher die Werte ansteigen, desto schwerwiegender ist die Zerstörung von Leberzellen aufgrund eines Krankheitsprozesses. Eine bestimmte Krankheit weisen die meisten dieser Laborwerte allerdings nicht nach, nicht einmal ein erkranktes Organ. Aus einem Puzzle mehrerer Werte kann aber in der Regel die richtige Diagnose gestellt werden.

Es gibt mehrere Krankheiten, die zu einer Zerstörung von Leberzellen führen können. Hierunter bilden die Leberentzündungen eine große Krankheitsgruppe. Eine Leberentzündung (Hepatitis) wird meist durch Viren ausgelöst. Wir kennen verschiedene Typen von Hepatitis-Viren, die mit den Buchstaben A bis G bezeichnet werden. Je nachdem, welches Virus die Entzündung auslöst, kann eine kurz dauernde, relativ harmlose Erkrankung oder eine lebensbedrohliche Leberschädigung entstehen. Häufig sind auch schwere Leberfunktionsstörungen bei der durch dauerhaften Alkoholkonsum ausgelösten Leberzirrhose. Leberschäden entstehen weiterhin bei manchen Vergiftungen, z. B. durch Medikamente, Chemikalien (Tetrachlorkohlenstoff) oder Giftpilze (Knollenblätterpilz).

GOT
(auch ASAT oder Glutamat-Oxalacetat-Transaminase)

Bedeutung

Die GOT und GPT werden unter dem Begriff der Transaminasen zusammengefasst. Sie sind wie die Gamma-GT Enzyme, die bei der Herstellung von Eiweißstoffen in der Leberzelle benötigt werden.

Werte

- Normalwerte: 5 bis 17 U/l.
- Erhöhte Werte: Leberzellschäden, Herzinfarkt, Muskelschäden.
- Erniedrigte Werte: kein Krankheitswert.

Hinweise

Die GOT ist ein typischer Laborwert für die Beurteilung einer Leberzellzerstörung. Da aber auch die Muskelzellen des Herzens und die Skelettmuskulatur dieses Enzym enthalten und bei Zerstörung ins Blut freisetzen, beweist ein Anstieg der GOT nicht einen Leberschaden.

Ein Herzinfarkt oder eine Muskelschädigung führt ebenfalls zu erhöhten Werten, so dass es zur Überprüfung der tatsächlichen Ursachen erforderlich sein kann, weitere Laborwerte heranzuziehen.

GPT
(auch ALAT oder Glutamat-Pyruvat-Transaminase)

Bedeutung

Wie die GOT ist die GPT ein Enzym der Leberzellen, das für die Herstellung von Eiweißstoffen wichtig ist.

Werte

- Normalwerte: 5 bis 23 U/l.
- Erhöhte Werte: Leberzellschäden, seltener Muskelschäden.
- Erniedrigte Werte: kein Krankheitswert.

Hinweise

Auch die GPT wird zur Beurteilung einer Leberzellzerstörung herangezogen. Sie wird nicht durch Schäden am Herzmuskel beeinflusst, kann hingegen bei Skelettmuskelschäden erhöht sein.

Gamma-GT (Gamma-Glutamyl-Transferase)

Bedeutung

Die Gamma-GT ist ein weiteres Enzym, das die Leber im Rahmen ihrer Aufgaben als Produzentin der meisten Körpereiweiße benötigt. Das Enzym findet sich in der Leber vorwiegend im Bereich der Gallengänge, was die besondere Sensibilität der Gamma-GT gegenüber Gallenwegserkrankungen erklärt.

Werte

- Normalwerte: 4 bis 28 U/l.
- Erhöhte Werte: Alkoholkonsum, Leberzellschäden, Krankheiten der Gallenwege.
- Erniedrigte Werte: kein Krankheitswert.

Hinweise

Steigt zusammen mit der GOT und GPT bei entzündlichen Leberveränderungen und bei Leberzellzerstörung an. Bei Alkoholschäden der Leber und bei Störungen des Gallenabflusses steigt sie jedoch stark an, während GOT und GPT normal bleiben oder als nur leicht erhöht zu messen sind. Stärkerer Alkoholkonsum bewirkt bereits einen geringen Anstieg der Gamma-GT, wenn ansonsten noch keine Zeichen des Leberschadens vorliegen.

AP (Alkalische Phosphatase)

Bedeutung

In großen Mengen kommt die alkalische Phosphatase im Knochen vor, ein Teil befindet sich aber auch in den Leberzellen und hier vor allem in den Lebergallengängen. Sie gibt uns zusammen mit den anderen genannten Enzymen Auskunft über Schädigungen der Leber.

Werte

- Normalwerte: 40 bis 190 U/l.
- Erhöhte Werte: wie Gamma-GT, zusätzlich Knochenerkrankungen.
- Erniedrigte Werte: meist kein Krankheitswert.

Hinweise

In Bezug auf die Ursachen der Leberkrankheiten verhält sich die alkalische Phosphatase im Wesentlichen wie die Gamma-GT. Da diese Phosphatase jedoch im Knochen stark vertreten ist, steigt der Blutwert ebenfalls bei Knochenschäden und -stoffwechselstörungen an.

Bauchspeicheldrüse

Die Bauchspeicheldrüse (Pankreas) stellt die Enzyme her, die für die Verdauung der Nahrungsbestandteile im Darm benötigt werden. Diese Enzyme sind hochwirksame Eiweißstoffe und spalten die Hauptbestandteile der Nahrung, nämlich Kohlenhydrate und Fette. Normalerweise werden sie direkt in den Darm geleitet, bei schweren Entzündungen der Bauchspeicheldrüse können sie aber auch ins Blut gelangen. Infolgedessen sprechen erhöhte Werte für jene Eiweißstoffe (Amylase, Lipase) im Blut für eine Bauchspeicheldrüsenentzündung (Pankreatitis).

Werden Pankreaserkrankungen chronisch, kann eine Unterfunktion des Organs entstehen: Es werden zu wenig Enzyme produziert. Fehlen jedoch die Pankreasenzyme, treten Verdauungsstörungen auf. Fett und Eiweiß können nicht mehr ausreichend aus dem Darm in den Körper aufgenommen werden, so dass es wegen des vielen Fettes im Stuhl zu Durchfall kommt. Den Fettgehalt im Stuhl kann man feststellen und als Messwert für die Pankreasfunktion heranziehen.

Amylase und Lipase im Blut

Bedeutung

Das Bauchspeicheldrüsenenzym Amylase spaltet im Darm die Kohlenhydrate der Nahrung in kleine Bestandteile, die vom Körper im Stoffwechsel weiterverwendet werden können. Im Blut hat es keine Aufgabe und tritt in größeren Mengen nur bei Bauchspeicheldrüsenentzündungen auf.

Die Lipase hat die Aufgabe, im Darm die Fette der Nahrung zu zerlegen, damit sie unser Organismus zur Energiegewinnung nutzen kann.

Werte

- Normalwerte: 30 bis 120 U/l (Amylase),
  bis 190 U/l (Lipase).

- Erhöhte Werte: Bauchspeicheldrüsenentzündung.
- Erniedrigte Werte: kein Krankheitswert.

Hinweise

Die Messwerte für Amylase und Lipase steigen bei allen Schädigungen der Bauchspeicheldrüse gemeinsam an. Besonders hoch sind die Werte meistens bei akuten Bauchspeicheldrüsenentzündungen. Es gibt allerdings die chronische Pankreatitis, bei der sich das Organ immer wieder entzündet. Folglich erhöhen sich die Werte für Amylase und Lipase auch bei dieser Krankheit, die sich besonders häufig bei Alkoholikern findet.

Fett im Stuhl

Bedeutung

Um die Funktion der Bauchspeicheldrüse zu kontrollieren, wird gemessen, wieviel Fett im Kot über 24 Stunden ausgeschieden wird. Denn normalerweise bewirken die Pankreasenzyme, dass unser Körper die Nahrungsfette fast vollständig durch den Darm aufnehmen kann. Sind jedoch nicht genug Pankreasenzyme vorhanden, so verbleibt Fett im Darm, das nicht aufgenommen werden kann und deshalb im Kot erscheint. Für diese Untersuchung muss eine gleichmäßige Aufnahme von etwa 70 g Fett pro Tag über die Nahrung sichergestellt werden.

Werte

- Normalwerte: bis 7 g Fett im Stuhl über 24 h.
- Erhöhte Werte: Akute Bauchspeicheldrüsenentzündung, chronische Bauchspeicheldrüsenentzündung, Folgezustände mit unzureichender Pankreasfunktion.

Hinweise

Aufgrund der Fettbestimmung im Stuhl kann man entscheiden, ob ein Patient bei gestörter Funktion der Bauchspeicheldrüse die Gabe von Pankreasenzymen in Form von Kapseln mit seiner Nahrung benötigt oder ob die Funktion des Organs für das alltägliche Leben noch ausreicht.

Der Stoffwechsel

Zuckerstoffwechsel

Unser Körper ist darauf angewiesen, den Blutzuckerspiegel innerhalb enger Grenzen konstant zu halten. Wichtig ist das z. B. für unser Gehirn, das überwiegend vom Zucker lebt.

Der Zucker zirkuliert im Blut, weil es im Gegensatz zu den anderen Organen die übrigen Energieträger Fett und Eiweiß nicht nutzen kann. Eine große Menge Zucker gelangt über den Darm ins Blut, wenn wir gegessen haben.

Jetzt muss der Körper den Zucker möglichst schnell in die Körperzellen und vor allem in die Leber schaffen, wo er umgebaut oder gelagert werden kann.

Nimmt man längere Zeit keine Nahrung zu sich, muss der Körper dafür sorgen, dass die Leber und die anderen Organe Zucker abgeben. Notwendig ist diese Signalweitergabe, um den Blutzucker konstant zu halten und das Gehirn zu versorgen. Diese bedeutende Körperregulation übernimmt das Hormon Insulin.

Bei der so genannten Zuckerkrankheit (Diabetes mellitus) fehlt dem Körper das lebensnotwendige Insulin, das in den Inselzellen der Bauchspeicheldrüse gebildet und von dort ins Blut abgegeben wird. Manche Menschen sind von der Zuckerkrankheit bereits in jungen Jahren betroffen. Die Inselzellen dieser Patienten sind durch Autoimmunprozesse zerstört worden, so dass der Körper kein Insulin mehr herstellen kann. Bevor das Insulin nicht als Medikament entwickelt war, verlief die Zuckerkrankheit in jedem Falle tödlich.

Der sogenannte Alterszucker entsteht meist bei übergewichtigen Menschen, deren Insulin nicht mehr so gut wirkt wie bei Gesunden. Sie brauchen daher zur Regelung des Blutzuckers mehr Insulin, als ihre Bauchspeicheldrüse herstellen kann. Infolgedessen müssen auch diese Patienten sich häufig zusätzlich Insulin spritzen.

Blutzucker (Glucose)

Bedeutung

Die Glucose ist ein wichtiger Energieträger im Blut, der eine besondere Rolle in der Versorgung des Gehirns, aber auch der übrigen Körperzellen spielt. Beim Verdauungsprozess werden die Kohlenhydrate (Stärke) der Nahrung in den einfachen Zucker Glucose umgewandelt. Die Messung des Blutzuckers ist mit Teststäbchen oder durch kleine, handliche Messgeräte auch für den Patienten sehr leicht möglich und wird von vielen Zuckerkranken regelmäßig zur Kontrolle der Insulinbehandlung durchgeführt.

Werte

- Normalwerte: 70 bis 100 mg/100 ml [3,9 bis 5,6 mmol/l].
- Erhöhte Werte: Zuckerkrankheit (Diabetes mellitus), Nebenwirkung zahlreicher Medikamente.
- Erniedrigte Werte: Überdosierung von Insulin bei Zuckerkranken, Überdosierung von „Zuckertabletten“ (oralen Antidiabetika), Alkoholexzess, sehr selten bei der ungeregelten Überproduktion des Insulins (Insulinom).

Hinweise

Sowohl zu hohe als auch zu niedrige Blutzuckerspiegel können zum „Zuckerschock“ oder Koma führen. Ist man gesund, kommt es selbst bei strengem Fasten oder exzessivem Genuss süßer Nahrungsmittel nicht zu schwerwiegenden Veränderungen des Blutzuckers. Hingegen muss der Zuckerkranke sehr sorgfältig darauf achten, dass die zu sich genommene Nahrung und die Gabe von Insulin jederzeit aufeinander abgestimmt sind.

Zur Beurteilung des Blutzuckerwertes ist es sehr wichtig, die Blutentnahmebedingungen zu kennen. Häufig ist er bei beginnender Zuckerkrankheit nämlich in nüchternem Zustand noch normal, steigt dann jedoch weit über den Normalwert an, nachdem man etwas gegessen hat. Diese Beobachtung kann man zur Frühdiagnose der Zuckerkrankheit nutzen, indem der Patient zwei Stunden vor der Blutentnahme eine Zuckerlösung trinkt: Beim Gesunden steigt der Blutzucker dabei auf höchstens 140 mg/100 ml

[7,8 mmol/l] an; Werte zwischen 140 und 200 mg/100 ml [7,8 und 11,1 mmol/l] zeigen eine Zuckerverwertungsstörung an, der Patient wird wahrscheinlich bald zuckerkrank werden. Beim Diabetiker steigt der Zucker in diesem Test über 200 mg/100 ml [11,1 mmol/l] an.

Für den Zuckerkranken reicht eine einmalige Blutzuckerbestimmung in der Regel nicht aus, vielmehr muss hier regelmäßig ein Blutzucker-Tagesprofil mit Kontrollen am Morgen, zur Mittagszeit und am Abend erstellt werden.

HbA1c

Bedeutung

Viele Zuckerkranke kennen den HbA1c-Wert als ihr schlechtes Gewissen, denn er verrät dem Arzt, wie gut oder schlecht der Blutzucker in den letzten Wochen vor dem Arztbesuch eingestellt war. Denn das HbA1c ist ein Abkömmling des Hämoglobins, des roten Blutfarbstoffs. Demzufolge wird je höher der Blutzucker, desto mehr Hämoglobin in HbA1c umgewandelt. Dies ist ein langsamer Prozess und das einmal umgewandelte Hämoglobin wird noch langsamer wieder abgebaut. Für die Funktion als Sauerstoffträger spielt die Umwandlung zwar keine Rolle, der Anteil des durch den Blutzucker umgewandelten Hämoglobins spiegelt aber die Höhe des Blutzuckers während der letzten 4–8 Wochen wider.

Werte

- Normalwerte: bis 6,5 % des gesamten Hämoglobins.
- Erhöhte Werte: Zuckerkrankheit mit schlechter Blutzuckereinstellung, bisher unerkannte Zuckerkrankheit.

Hinweise

Ein hoher HbA1c-Wert zeigt an, dass die Stoffwechselkontrolle beim Zuckerkranken verbessert werden muss, weil sonst die Gefahr der Folgeschäden dramatisch erhöht ist. Als Maßnahmen kommen eine genauere Einhaltung der Diätvorschriften und eventuell eine Umstellung von zuckersenkenden Tabletten auf Insulin oder eine Steigerung der Insulindosis in Frage.

Zucker im Urin

Bedeutung

Beim Gesunden findet sich sehr wenig Zucker im Urin, da die Nieren dafür sorgen, dass dieser wichtige Energieträger nicht aus dem Blut verloren geht. Allerdings können die Nieren den Zucker nur bis zu einer Konzentration von etwa 180 mg/100 ml [10 mmol/l] im Blut zurückhalten. Was über dieser „Nierenschwelle" liegt, fließt ungehindert mit dem Urin ab.

Werte

- Normalwerte: 15 bis 20 mg/100 ml [0,8 bis 1,1 mmol/l].
- Erhöhte Werte: erhöhter Blutzucker, schlecht eingestellte Zuckerkrankheit.
- Erniedrigte Werte: kein Krankheitswert.

Hinweise

Die Bestimmung des Urin-Zuckers ist mit Teststreifen sehr einfach durchzuführen und eignet sich auch für Reihenuntersuchungen, um Personen mit unerkannter Zuckerkrankheit, z. B. im Rahmen von Einstellungsuntersuchungen, zu erkennen. Heute wird er jedoch nicht mehr als Kontrolltest bei Diabetikern verwendet, die mit Insulin behandelt werden, da die Blutzuckerbestimmung mit handlichen Geräten sehr einfach geworden ist.

Lactat

Bedeutung

Im Ruhezustand wird der Blutzucker von den Organen unter Verbrauch von Sauerstoff, der von den Erythrozyten geliefert wird, zu Kohlendioxid und Wasser verstoffwechselt, wobei die Organe Energie gewinnen. Es gibt jedoch Situationen, in denen die Sauerstoffversorgung kurzzeitig nicht mit dem Bedarf Schritt halten kann. Das kann z. B. bei einer extremen körperlichen Belastung eintreten, wenn die Muskeln ihre maximale Leistung bringen müssen und mehr Sauerstoff brauchen, als das System aus Lunge, Herz-Kreislauf-Organen und Blut bereitstellen kann. Für solche Fälle haben die

Körperzellen die Möglichkeit, sozusagen eine „Sauerstoffschuld" anschreiben zu lassen, die dann in der Ruhephase abbezahlt wird. Statt zu Kohlendioxid und Wasser, bauen sie die Glucose zu Lactat ab, denn auch hierbei können sie Energie gewinnen. Steht einige Zeit später genug Sauerstoff zur Verfügung, wird das Lactat wieder abgebaut. Diese Lactatbildung kann allerdings nur kurzfristig in Anspruch genommen werden. Sie führt zu einer Verschiebung des Blut-pH (Blut-Säuregrad) in Richtung sauer und vermindert die allgemeine Leistungsfähigkeit unseres Körpers.

Werte

- Normalwerte: bis 20 mg/100 ml [bis 2,0 mmol/l].
- Erhöhte Werte: starke körperliche Anstrengung, schwere Durchblutungsstörungen einzelner Organe, z.B. des Darmes.

Hinweise

Sportler kennen das Lactat im Blut als einen Wert, an dem sie ihr körperliches Training ausrichten. Tritt eine Erhöhung des Lactats auf, so haben sie ihren Körper über seine eigentliche Leistungsschwelle beansprucht, er läuft sozusagen „auf Reserve". Mit zunehmendem Training wird die Belastungsgrenze, bei der das Lactat anzusteigen beginnt, immer höher. Der Wert ist also ein gutes Maß für den Trainingszustand. Im Krankheitsfall ist ein ansteigender Lactatwert generell ein sehr schlechtes Zeichen und bedeutet eine schwere Funktionsstörung einzelner Organe, z. B. des Darmes.

Fettstoffwechsel

Wie der Blutzucker werden auch die Blutfette unter anderem davon beeinflusst, was wir durch Essen und Trinken zu uns nehmen. Doch unterliegen auch sie einer Regulation durch die Stoffwechselsysteme, insbesondere der Leber. Unter dem Begriff Blutfette fasst man das Cholesterin und die Neutralfette (Triglyceride) des Blutes zusammen. Beide Stoffe werden als Energieträger und Bausteine aller Körperzellen gebraucht. Körpereigene, meist erbliche Störungen des Fettstoffwechsels sind in der Bevölkerung sehr häufig und kommen bei etwa 5 % aller Erwachsenen vor. Noch häufiger sind die Fettstoffwechselstörungen durch falsche Ernährung und Übergewicht.

Eine Erhöhung der Blutfette bereitet in aller Regel keine Beschwerden und kann viele Jahre bestehen, ohne entdeckt zu werden. Mit erhöhten Fettwerten, besonders bei hohen Cholesterinwerten im Blut, steigt jedoch das Risiko an, dass es im weiteren Leben zu Herz-Kreislauf-Erkrankungen, insbesondere zu Herzinfarkt und Schlaganfall kommt.

Cholesterin

Bedeutung

Das Cholesterin ist als Baustein der Körperzellen ein sehr wichtiger Stoff, der im Blut zirkuliert. Bei körpereigenen Störungen der Fettverwertung und bei hoher Aufnahme von Cholesterin mit der Nahrung kann die Cholesterinkonzentration jedoch stark ansteigen. Um den Messwert für das Cholesterin richtig interpretieren zu können, muss man zwei Unterformen unterscheiden: das HDL-Cholesterin und das LDL-Cholesterin. Das Gesamtcholesterin entspricht in etwa der Summe der beiden Unterformen. Beide Unterformen dienen dem Transport des Cholesterins zwischen der Leber und den Körperzellen. Auf diesem Transportweg kann es passieren, dass sich Cholesterinpartikel in die Wand der Arterien, z. B. der Herzkranzgefäße, einlagern. Es entsteht eine Arterienverhärtung (Arteriosklerose), die letztlich zum Herzinfarkt oder Schlaganfall führen kann.

Das LDL-Cholesterin ist hauptsächlich für den Transport von der Leber in den Organismus zuständig, während das zirkulierende HDL-Cholesterin die Cholesterinpartikel aufnimmt und zur Leber zurücktransportiert. Dadurch entfernt das HDL-Cholesterin eher die schädlichen Partikel von der Arterienwand, wohingegen sie durch LDL-Cholesterin dorthin gelangen. Ein hoher Gesamtcholesterinwert, der auf einem hohen HDL-Wert beruht, ist deshalb günstig einzuschätzen, eine Erhöhung des LDL-Wertes führt indes zu einem höheren Risiko von Folgekrankheiten. Zwar existieren für die Cholesterine Normalwerte im Blut, es ist jedoch sehr umstritten, ab welchen Werten eine Behandlung erforderlich ist.

Werte

- Normalwerte: *Gesamtcholesterin:*
  vor dem 40. Lebensjahr
  bis 200 mg/100 ml [5,2 mmol/l].

ab dem 40. Lebensjahr
bis 245 mg/100 ml [6,3 mmol/l].
HDL-Cholesterin:
Männer 30 bis 70 mg/100 ml [0,8 bis 1,8 mmol/l].
Frauen 30 bis 90 mg/100 ml [0,8 bis 2,3 mmol/l].
LDL-Cholesterin:
50 bis 190 mg/100 ml [1,3 bis 4,9 mmol/l].

- Hohes Risiko für Herz-Kreislauf-Erkrankungen:
  Quotient LDL/HDL:
  Männer > 3,6.
  Frauen > 3,2.

Hinweise

Bei allen Formen der Fettstoffwechselstörungen muss zunächst versucht werden, ob eine Verbesserung der Werte durch eine cholesterinarme Diät und vor allem eine Gewichtsreduktion erreicht werden kann. Haben diese Maßnahmen keinen wesentlichen Erfolg, so muss man über eine medikamentöse Behandlung nachdenken. Bislang besteht aber keine Einigkeit darüber, bei welchen Werten eine Behandlung mit Medikamenten begonnen werden soll. Sicher ist, dass man sich bei Personen, die bereits eine Herz- oder Kreislaufkrankheit haben oder zusätzliche Risiken wie einen Bluthochdruck aufweisen, leichter zur medikamentösen Behandlung entschließen wird.

Der Quotient aus LDL und HDL beschreibt das Risiko der Herz-Kreislauf-Erkrankungen am besten, weil er sowohl günstige (HDL) als auch ungünstige Faktoren (LDL) gemeinsam berücksichtigt.

Neutralfette (Triglyzeride)

Bedeutung

Die Neutralfette oder Triglyzeride im Blut steigen nach einer fettreichen Mahlzeit oder Alkoholgenuss stark an. Dieser Laborwert muss daher nüchtern und wenigstens 12 Stunden nach der letzten Mahlzeit bestimmt werden. Hohe Triglyzeridwerte treten vor allem beim „Wohlstandssyndrom“ auf: bei Übergewicht, bei Neigung zur Störung der Zuckerverwertung, häufig verbunden mit hohem Blutdruck, auch bei Alkoholkonsum und bei schlecht eingestellter Zuckerkrankheit. Sie kommen jedoch genauso bei den erblichen Fettstoffwechselstörungen vor.

Werte

- Normalwerte: 80 bis 180 mg/100 ml.
- Erhöhte Werte: Fettleibigkeit, schlecht eingestellte Zuckerkrankheit, Alkoholkonsum und darüber hinaus kann dieser Wert nach Mahlzeiten eintreten.
- Erniedrigte Werte: in der Regel kein Krankheitswert.

Hinweise

Ob auch hohe Triglyzeridwerte zu einem höheren Risiko von Herz-Kreislauf-Krankheiten führen, ist umstritten. In jedem Fall ist ihre Bedeutung nicht so groß wie die des Cholesterins. Nur extrem hohe Werte (> 800 mg/100 ml) können direkt gefährlich werden, wenn sie eine Entzündung der Bauchspeicheldrüse auslösen. Zur Normalisierung der Triglyzeride ist die Diät und Gewichtsreduktion die wichtigste Maßnahme.

Harnsäure

Bedeutung

Ebenfalls in die Kategorie „Wohlstandssyndrome“ gehört die Erhöhung der Harnsäure, die stark durch die Ernährung beeinflusst wird. Die Harnsäure ist der Auslöser der Gicht, die eine sehr schmerzhafte Entzündung vor allem der Großzehengrundgelenke, manchmal auch der Sprunggelenke, Knie und Daumengrundgelenke ausbildet.

Zu Gichtanfällen kommt es bei Personen, die eine erbliche Anlage zu hohen Harnsäurewerten haben und zusätzlich durch die Ernährung, z. B. durch fleischreiche Kost, viele so genannte Purine zu sich nehmen. Purine stellen die Ausgangsstoffe der Harnsäurebildung dar.

Werte

- Normalwerte: 3,0 bis 7,0 mg/100 ml [180 bis 420 µmol/l].

- Erhöhte Werte: *häufig:* erbliche Neigung zur Gicht, purinreiche Ernährung, Behandlung mit wassertreibenden Medikamenten.
  selten: schwere Nierenkrankheiten, während der Behandlung bösartiger Tumoren.

- Erniedrigte Werte: in der Regel kein Krankheitswert.

Hinweise

Etwa 20 % der Männer und 3 % der Frauen haben erhöhte Harnsäurewerte, viele wissen gar nichts davon. Häufig kommt es nach großen Mahlzeiten oder erheblichem Alkoholkonsum zum Gichtanfall. Neben dem typischen Gichtanfall kann die Erhöhung der Harnsäure auch Nierensteine auslösen. Da die Harnsäure stark durch die Ernährung beeinflusst wird, kann sie durch Verzicht auf purinreiche Kost, vor allem auf Fleisch, Innereien und Alkohol gesenkt werden. Reicht dies nicht aus, müssen harnsäuresenkende Medikamente verordnet werden. Harnsäure gehört auch zu den Stoffen, die sich bei Nierenschäden im Blut ansammeln, weil sie vermindert in den Urin ausgeschieden werden. Sie ist hier aber nicht mit dem Harnstoff zu verwechseln, der typischerweise zur Beurteilung der Nierenfunktion herangezogen wird. Erhöhte Harnsäurewerte werden oft bei Patienten beobachtet, die mit wassertreibenden Medikamenten (Diuretika) behandelt werden, beispielsweise wegen Herzschwäche oder gestörter Nierenfunktion. Diese typische Nebenwirkung kann deshalb ebenfalls Gichtanfälle auslösen.

Eisenstoffwechsel

Eisen übt im Körper sehr wichtige Funktionen aus. Es ist ein Bestandteil des Hämoglobins im Blut, das für den Sauerstofftransport von der Lunge zu den Organen verantwortlich ist. Ein kleinerer Anteil des Eisens wird aber auch von der Muskulatur benötigt. Sehr viel ist es nicht, was wir durchschnittlich in unserem Körper an Eisen haben: Eine 60 kg schwere Frau hat ungefähr 2,1 g, ein 70 kg schwerer Mann hat etwa 3,5 g. Dennoch führt ein Mangel dieses Spurenelements zu schweren Störungen, vor allem der Blutbildung. Erwachsene müssen etwa 1 mg Eisen täglich mit der Nahrung aufnehmen, Frauen benötigen wegen der Eisenverluste durch die Regelblutung das Doppelte. Während der Schwangerschaft beträgt der Bedarf sogar 4 mg am Tag. Um den Eisenstoffwechsel zu beurteilen, kann man das freie Eisen im Blut messen. Allerdings ist nur ein kleiner Teil des Eisens frei im Blut gelöst. Der überwiegende Teil ist an spezielle Eiweißstoffe gebunden, die für den Transport und die Speicherung des Eisens verantwortlich sind: das Transferrin und das Ferritin.

Eisen

Bedeutung

Steht dem Körper nicht genug Eisen zur Verfügung, kommt es zu einer schweren Störung der Blutbildung und damit zur Blutarmut. Da der rote Blutfarbstoff sehr viel Eisen enthält, entsteht ein Eisenmangel vor allem bei Blutverlust, am häufigsten durch die Regelblutung, aber auch in der Schwangerschaft. Selten entsteht ein Eisenmangel aufgrund von einseitiger Ernährung – gelegentlich bei Vegetariern.

Werte

- Normalwerte: *Männer* 85 bis 170 µg/100 ml [15,2 bis 30,5 µmol/l]. *Frauen* 65 bis 155 µg/100 ml [11,6 bis 27,8 µmol/l].
- Erhöhte Werte: kommt fast nicht vor.
- Erniedrigte Werte: Eisenverluste durch Blutungen, Fehlernährung, Magen-Darm-Erkrankungen mit verminderter Eisenaufnahme. Kommt auch bei Infektionen, chronischen Entzündungen und bösartigen Erkrankungen vor.

Hinweise

Der Eisenmangel fällt meist durch Blässe, allgemeine Schwäche, die Brüchigkeit von Haaren und Nägeln, in schweren Fällen durch eine brennende, gerötete Zunge und Schluckstörungen auf. Bei Eisenmangel muss zunächst die Ursache geklärt werden, z. B. ob unerkannte Blutverluste bei Magen- oder

Darmblutungen vorliegen. Solche Erkrankungen müssen natürlich unmittelbar behandelt werden. Dann sollte ergänzend Eisen in Form von Kapseln eingenommen werden, bis sich die Speicher des Körpers wieder aufgefüllt haben.

Transferrin

Bedeutung

Leider ist der Eisenstoffwechsel relativ kompliziert und die Messung des frei vorliegenden Eisens zeigt nur schwere Fälle von Eisenmangel an. Transferrin ist das Transportprotein für Eisen im Blut. Es verhält sich gegensinnig zum Eisenwert: Hat der Körper viel Eisen zur Verfügung, so ist der Transferrinwert eher niedrig. Bei Eisenmangel steigt er jedoch an, als wollte der Körper dem Eisen besonders viel Transportmöglichkeit zur Verfügung stellen, um an den Ort der Blutbildung zu gelangen.

Werte

- Normalwerte: 200 bis 300 mg/100 ml [2,0 bis 3,0 g/l].
- Erhöhte Werte: Eisenmangel.
- Erniedrigte Werte: Entzündungen, Infektionen, Krebserkrankungen.

Hinweise

Mit dem Transferrinwert kann man zwischen dem echten Mangel an Eisen und der Eisenverminderung bei Entzündungen und bösartigen Krankheiten unterscheiden: In beiden Fällen ist das Eisen im Serum zwar niedrig, beim echten Eisenmangel ist der Transferrinwert jedoch erhöht, während er bei entzündlichen Prozessen ebenfalls erniedrigt ist.

Ferritin

Bedeutung

Neben dem freien Eisen und dem Transporteiweiß für Eisen (Transferrin) gibt es auch noch das Ferritin, das sozusagen den Speicher für die Eisenreserven im Körper darstellt. Am Ferritin kann man einen Eisenmangel schon sehr früh erkennen, lange bevor sich der Gehalt an Eisen oder Transferrin ändert.

Werte

- Normalwerte: 15 bis 200 ng/ml.
- Erhöhte Werte: Leberkrankheiten, Überladung des Körpers mit Eisen.
- Erniedrigte Werte: Eisenmangel, Entzündungen, Infektionen.

Hinweise

Neben dem recht häufigen Eisenmangel mit seinen Folgen kommt es nur selten zu einer Überladung des Körpers mit Eisen. Dies kann indes bei Patienten eintreten, die aufgrund von Blutkrankheiten sehr viele Bluttransfusionen benötigen, denn im transfundierten Blut sind große Mengen Eisen enthalten. Es gibt aber auch erbliche Krankheiten, durch die der Körper nicht richtig mit dem Eisen umgehen kann und es deshalb in der Leber ablagert. In jedem Fall führt die Eisenüberladung zu Leberschäden.

Schilddrüse

Schilddrüsenerkrankungen sind in Deutschland sehr häufig, da in den meisten Regionen Jodmangel herrscht. Die Schilddrüsenunterfunktion und der „Kropf" (Struma) machen den größten Teil der Schilddrüsenkrankheiten aus, von denen fast ein Drittel der Erwachsenen bei uns mehr oder weniger betroffen sind.

Die Schilddrüse bildet das lebenswichtige Schilddrüsenhormon Trijodthyronin (T3) und seinen Vorläufer L-Thyroxin (T4). Wichtiger Rohstoff dafür ist das Jod, von dem der Körper täglich 0,1 bis 0,2 mg benötigt. Die Hormone T3 und T4 steuern zahlreiche Stoffwechselfunktionen. Bei Mangel an diesen Hormonen kommt es zunächst zu Müdigkeit und Leistungsschwäche, im Extremfall zum Koma. Ein Zuviel an Schilddrüsenhormon ist genauso gefährlich, da Fieber, Übererregbarkeit und Herzrhythmusstörungen die Folge sind. Es liegt also auf der Hand, dass die Produktion der Schilddrüsenhormone sehr genau kontrolliert werden muss. Dies geschieht in einem Bereich des Gehirns, der als Hirnanhangsdrüse (Hypophyse) bezeichnet wird. Ist der Hormonspiegel an T3 und T4 im Blut niedrig, so schüttet die Hypophyse vermehrt das Hormon TSH (Thyreoidea stimulierendes Hormon) aus, das der Schilddrüse den Befehl zur Steigerung der Produktion von T3 und T4 gibt. Stellt die Schilddrüse viel T3 und T4 her, gibt die Hypophyse nur wenig TSH ab, um auf diese Weise die Schilddrüse wieder zu bremsen. Aufgrund dieses engen Regelkreises können wir die Veränderungen der Laborwerte verstehen, die bei den typischen Schilddrüsenerkrankungen auftreten.

T3/T4: die Schilddrüsenhormone

Bedeutung

Für unseren Körper ist es lebenswichtig, dass normale T3- und T4-Hormonspiegel aufrechterhalten bleiben. Nur bei extremem Jodmangel gehen die Blutwerte für diese Hormone herunter. Häufiger findet man niedrige Werte bei Erkrankungen der Schilddrüse, die zu einer Unterfunktion führen, beispielsweise Schilddrüsenentzündungen. Mitunter muss die Schilddrüse auch operativ entfernt werden, etwa bei ausgeprägter Struma – wenn die Schilddrüse also stark vergrößert ist. Eine regelmäßige Einnahme von Schilddrüsenhormonen in Form von Tabletten ist dann lebenswichtig.

Hohe Werte für die Schilddrüsenhormone finden sich immer dann, wenn die Schilddrüse aus dem Regelkreis mit der Hirnanhangsdrüse ausbricht und sich „selbständig" macht. Dies kann ebenfalls bei Entzündungen, aber auch beim so genannten „autonomen Adenom" geschehen. Das autonome Adenom ist eine Erkrankung, bei der Schilddrüsengewebe entartet und nicht mehr auf die Regelsignale der Hypophyse reagiert.

Werte

- Normalwerte: *T3:* 0,7 bis 2,2 µg/l [1,2 bis 3,4 nmol/l].
  T4: 4,0 bis 11,0 µg/100 ml [51 bis 142 nmol/l].
- Erhöhte Werte: Schilddrüsenentzündungen (Thyreoiditis), autonomes Adenom, überhöhte Einnahme von Schilddrüsenhormon.
- Erniedrigte Werte: Zerstörte Schilddrüse nach Thyreoiditis, zu geringe Einnahme von Schilddrüsenhormon nach Schilddrüsenentfernung, extremer Jodmangel, sehr schwere allgemeine Krankheiten.

Hinweise

Eine Schilddrüsenüberfunktion stellt oftmals ein gefährliches Krankheitsbild dar, das schilddrüsenhemmende Medikamente, eine Bestrahlung des Organs oder oftmals auch die Entfernung der Schilddrüse fordert. Hingegen ist die Unterfunktion recht gut durch die Gabe von Schilddrüsenhormon in Form von Tabletten zu behandeln.

TSH (Thyreoidea stimulierendes Hormon)

Bedeutung

Mit Hilfe des TSH kontrolliert das Gehirn die Schilddrüse. Häufig kann man Veränderungen im Schilddrüsenstoffwechsel viel besser am TSH ablesen als an den Schilddrüsenhormonen T3 und T4 selbst. Das TSH steigt bei Mangel an T3 und T4 an. Bei hohen T3- und T4-Werten ist das TSH hingegen häufig gar nicht mehr nachweisbar. Während beim Jodmangel, der häufigsten Ursache für Schilddrüsenveränderung, die Werte für T3 und T4 in der Regel noch normal bleiben, steigt das TSH frühzeitig an.

Hieran können wir sehen, dass das Gehirn die Schilddrüse mit allen Mitteln antreibt, genügend Hormon herzustellen, auch wenn es an ihrem Rohstoff Jod mangelt. Auf die hohen TSH-Spiegel reagiert die Schilddrüse mit Größenwachstum, es bildet sich ein Kropf. Eine ausreichende Zufuhr an Jod kann den Anstieg des TSH und die Kropfbildung verhindern.

Werte

- Normalwerte: 0,25 bis 3,5 mU/ml.
- Erhöhte Werte: unzureichende Produktion von Schilddrüsenhormon, z. B. bei Jodmangel, nach Schilddrüsenentfernung oder nach Schilddrüsenentzündungen.
- Erniedrigte Werte: überhöhte Schilddrüsenhormonspiegel im Blut, z. B. bei Schilddrüsenentzündungen oder autonomem Adenom. Erwünscht bei Gabe von Schilddrüsenhormon nach Entfernung des Organs oder bei Struma.

Hinweise

Erhöhte TSH-Werte zeigen entweder einen Mangel an Jod oder Schilddrüsenhormon an. Arbeitet die Schilddrüse ansonsten völlig normal, sollte der Jodmangel behoben werden, anderenfalls müssen die Schilddrüsenhormone ersetzt werden. Verminderte TSH-Werte ohne Einnahme von Schilddrüsenhormonen sind ein Warnzeichen, weil sie frühzeitig eine Überfunktion der Schilddrüse anzeigen, oftmals noch vor deutlichen Veränderungen der T3- und T4-Werte.

Behandelt man mit Schilddrüsenpräparaten, ist eine Unterdrückung des TSH meist erwünscht, da so die Entwicklung einer Struma gehemmt wird. Eine optimale Dosierung an Schilddrüsenhormon ist dann erreicht, wenn das TSH unter den Normwert absinkt, das T3 und T4 aber noch normal sind.

Parathormon: das Hormon der Nebenschilddrüsen

Bedeutung

Die Nebenschilddrüsen sind von der Schilddrüse unabhängige Hormondrüsen. Ihr Hormon ist das Parathormon, das uns bereits bei der Regelung des Calciumspiegels im Blut begegnet ist. Denn die Ausschüttung von Parathormon wird durch das Calcium im Blut gesteuert: Bei niedrigem Calcium steigt es an. Seine Hauptwirkung ist es, die Calciummenge im Blut zu erhöhen. Hierzu steigert es zunächst wesentlich die Calciumaufnahme durch den Darm und löst dann Calcium aus dem Knochenkalk unseres Skeletts heraus.

Hohe Calciumwerte im Blut unterdrücken das Parathormon. Es kann jedoch auch vorkommen, dass der Regelkreislauf außer Kontrolle gerät und das Parathormon nicht mehr auf das Calcium im Blut reagiert.

Werte

- Normalwerte: 10 bis 55 pmol/l.
- Erhöhte Werte: Calciummangel, ungeregelte Überfunktion der Nebenschilddrüsen.
- Erniedrigte Werte: Calciumüberschuss im Blut.

Hinweise

Eine Überfunktion der Nebenschilddrüsen führt zur allgemeinen Knochenentkalkung und zur Gefahr von Knochenbrüchen bei geringsten Belastungen.

Nebennierenhormone

Die Nebennieren sind Hormondrüsen, die den Nieren angelagert sind, aber ansonsten zu ihnen keine nähere Beziehung haben. Sie produzieren drei Hauptgruppen von Hormonen, die sie ins Blut abgeben: Das Mark der Nebennieren produziert die Katecholamine, die Rinde das Cortisol und das Aldosteron. Erkrankungen der Nebennieren sind relativ selten.

Katecholamine

Bedeutung

Die Katecholamine gehören zu den so genannten Stresshormonen, die bei Gefahrensituationen verstärkt ausgeschüttet werden. Sie steigern Blutdruck, Blutzucker und Atmung und erhöhen damit unsere Leistungsfähigkeit und Belastbarkeit. Bei Erkrankungen des Nebennierenmarkes kann es zu einer dauerhaften Überproduktion der Katecholamine auch in Ruhe kommen, die zu einem gefährlichen Bluthochdruck führt. Da die Katecholamine im Blut je nach körperlicher oder emotionaler Situation sehr rasch schwanken, untersucht man ihre Ausscheidung im Sammelurin, die ein Abbild der mittleren Katecholaminmengen über einen ganzen Tag ergibt.

Werte

- Normalwerte: Gesamtkatecholamine im Sammelurin bis 115 µg/24 h [670 nmol/24 h].
- Erhöhte Werte: emotionale oder körperliche Belastung, Überfunktion des Nebennierenmarkes (Phäochromozytom).

Hinweise

Das so genannte Phäochromozytom ist eine gefährliche Erkrankung, die zu einem schweren, oftmals in bedrohlichen Krisen verlaufenden Bluthochdruck führt. Zwar ist die Erkrankung selten, muss aber fast immer operativ behandelt werden, indem man die betroffene Nebenniere entfernt. Die Katecholaminwerte beim Phäochromozytom liegen meist deutlich höher (> 900 µg/24 h), als sie bei Belastungsreaktionen erreicht werden.

Corticoide

Bedeutung

Die Hormone der Nebennierenrinde sind für die Stoffwechselsteuerung von Bedeutung, wobei das Cortisol unterstützend den Zuckerstoffwechsel und das Aldosteron die Kontrolle der Blutsalze regelt. Bei der Abklärung schwerer Formen des Bluthochdruckes, die durch Überfunktionen der Nebennierenrinde ausgelöst sein können, spielt die Messung dieser Stoffe als Blutwerte eine Rolle.

Werte

- Normalwerte: *Cortisol um 8 Uhr:* 4 bis 20 µg/100 ml [110 bis 550 nmol/l].
  Aldosteron: 8 bis 15 ng/100 ml [220 bis 430 pmol/l].
- Erhöhte Werte: Überfunktion der Nebennierenrinde.
- Erniedrigte Werte: Unterfunktion der Nebennierenrinde, z. B. nach lang dauernder Behandlung mit Cortisonpräparaten.

Hinweise

Die Produktion des Cortisols schwankt im Tagesverlauf sehr, so dass zur besseren Vergleichbarkeit die Werte um 8 Uhr herangezogen werden sollten. Eine Überfunktion führt zum so genannten Cushing-Syndrom, einer Erkrankung, die zu ausgeprägter Fettsucht, einer Schwellung des Gesichts, Bluthochdruck und Zuckerstoffwechselstörungen führt. Die Symptome entsprechen dem Bild, das bei hoch dosierter Gabe von Cortison als Medikament auftritt. Setzt man Cortison plötzlich ab, so kommt es zu einem Mangel des Hormons, weil der Körper sehr lange braucht, um die Produktion wieder anzufahren. Die Bestimmung von Aldosteron ist vor allem bei der Abklärung schwerer Bluthochdruckformen wichtig, weil eine Überproduktion dieses Hormons den Blutdruck steigert.

Herz

Das Herz enthält in seinen Muskelzellen eine Reihe von Enzymen, Eiweißstoffen, die für seine Funktion bedeutsam sind. Normalerweise werden diese Enzyme nur in ganz geringer Menge ins Blut freigesetzt. Zu einem Anstieg dieser Eiweißstoffe im Blut kommt es dann, wenn ein krankhafter Prozess die Herzmuskelzellen schädigt. Dies kommt in erster Linie beim Herzinfarkt vor. Durch einen Verschluss einer oder mehrerer Herzkranzarterien wird dabei ein Muskelareal des Herzens nicht mehr durchblutet. Der Patient verspürt meist heftigste Schmerzen, der Arzt beobachtet Veränderungen im EKG und nach wenigen Stunden steigen die Herzenzyme im Blut an. Als Erstes steigt die CK (Creatinkinase), später die GOT (Glutamat-Oxalacetat-Transaminase) und dann die LDH (Lactat-Dehydrogenase) an. Begleitet wird dieser Vorgang von einem Anstieg der weißen Blutkörperchen (Leukozyten). Außer beim Herzinfarkt können die Herzenzyme auch bei entzündlichen Krankheiten des Herzens (Myokarditis) ansteigen.

CK (Creatinkinase) und CK-MB

Bedeutung

Die Creatinkinase ist ein Bestandteil aller unserer Muskelzellen. Immer, wenn ein Muskel zerstört wird, steigt im Blut die CK an, was schon bei einem kräftigen „Muskelkater" der Fall ist. Heftige Belastungen oder Verletzungen der Skelettmuskulatur können sehr hohe Werte für die CK bewirken. Ein Anstieg der CK im Blut beweist also keinen Herzinfarkt. Man kann jedoch die CK des Herzmuskels von der CK der übrigen Muskeln im Körper unterscheiden. Hierzu wird die so genannte CK-MB bestimmt; das ist der Anteil der CK, der nur aus dem Herzen stammen kann. Bei Erhöhungen der CK mit Beteiligung der CK-MB muss man von einer Herzmuskelschädigung ausgehen, ein CK-Anstieg ohne Anstieg der CK-MB ist dagegen durch die Skelettmuskulatur verursacht. Von einer krankhaften Erhöhung der CK-MB spricht man, wenn sie über 10 U/l ansteigt und dabei mehr als 6 % des Wertes erreicht, der für die Gesamt-CK gemessen wird.

Werte

- Normalwerte: *CK:* 10 bis 80 U/l.
  CK-MB: unter 10 U/l; krankhaft, wenn > 6 % der CK.
- Erhöhte Werte: *CK und CK-MB:* Herzinfarkt, Herzmuskelentzündung.
  nur CK: Skelettmuskelerkrankung.
- Erniedrigte Werte: kein Krankheitswert.

Hinweise

Beim Herzinfarkt dauert es ab Beginn des Schmerzereignisses etwa 4–8 Stunden, bis die CK und CK-MB ansteigen. Nach 12 bis 24 Stunden ist das Maximum erreicht. Je höher die Werte für beide Enzyme sind, desto mehr Herzmuskel ist beim Infarkt zerstört worden, desto größer ist also das Infarktgebiet. Etwa 2–3 Tage nach dem Herzinfarkt sind die Blutspiegel für CK und CK-MB wieder normal.

GOT (ASAT oder Glutamat-Oxalacetat-Transaminase)

Bedeutung

Die GOT haben wir bereits als ein Enzym kennen gelernt, dessen Anstieg im Blut Erkrankungen der Leber anzeigt. Aber die GOT steigt auch bei Herzmuskelschäden an. Aus diesem Laborwert alleine kann also keine Diagnose gestellt werden. Im Zusammenhang mit anderen Zeichen der Herzkrankheit kann die Bestimmung der GOT hingegen wertvolle Dienste leisten.

Werte

- Normalwerte: 5 bis 17 U/l.
- Erhöhte Werte: Herzinfarkt, Herzmuskelentzündung, Leberschäden, Skelettmuskelerkrankungen.

- Erniedrigte Werte: kein Krankheitswert.

Hinweise

Der Anstieg der GOT bestätigt die Diagnose des Herzinfarktes, wenn andere Zeichen dafür sprechen, wie z. B. die typischen Schmerzen, das EKG oder die CK. Wie bei der CK beginnt der Anstieg der Werte etwa 4–8 Stunden nach dem Beginn der Symptome, die GOT bleibt jedoch wesentlich länger erhöht. Erst nach 3–6 Tagen sind wieder normale Werte erreicht.

LDH (Lactat-Dehydrogenase) und α-HBDH

Bedeutung

Die LDH ist ein weiteres Enzym, das bei Infarkt oder Entzündung aus dem Herzmuskel freigesetzt wird. Auch die Werte der LDH beweisen keine Herzerkrankung, aber ähnlich wie bei der CK gibt es einen herzspezifischen Anteil, die α-HBDH. Interessant ist dieses Enzym vor allem dann, wenn das Schmerzereignis bei Bestimmung der Laborwerte schon relativ lange her ist und sich die CK bereits wieder normalisiert hat. Denn α-HBDH steigt etwa 6–12 Stunden nach dem Infarkt an und fällt erst nach 10–20 Tagen wieder in den Normbereich ab.

Werte

- Normalwerte: *LDH:* 120 bis 240 U/l.
  α-HBDH: 68 bis 135 U/l.
- Erhöhte Werte: *LDH:* unspezifisch bei Schädigung vieler Organe, besonders des Herzens, der Leber, der Lunge, der Nieren sowie bei einer Reihe von Blutkrankheiten.
  α-HBDH: Herzinfarkt, Herzmuskelentzündung.
- Erniedrigte Werte: kein Krankheitswert.

Nieren

Aufgaben der Nieren

In unserem Organismus übernehmen die Nieren eine ganze Reihe wichtiger Aufgaben. Sie sind nicht nur für die Regulation des Flüssigkeitshaushalts verantwortlich, sondern steuern darüber hinaus auch die Konzentration der verschiedenen Blutsalze und den Säuregehalt des Blutes. Im Stoffwechsel fallen nämlich ständig große Mengen an Säure an, mit denen unser Körper umgehen muss. Die schwierige Aufgabe der Nieren ist es somit, das innere Milieu des Körpers in engen Grenzen konstant zu halten, egal, wie viel Salz oder Flüssigkeit ihm mit der Nahrung zugeführt wird.

Auch die Zusammensetzung des Blutes muss möglichst gleichmäßig bleiben, wenn bei starker körperlicher Belastung sehr viele Stoffwechselprodukte, darunter auch Säuren, anfallen. Selbst bei starkem Mangel an Flüssigkeit darf sich die Zusammensetzung des Blutes nicht wesentlich ändern, deshalb müssen die Nieren dann die Urinproduktion drastisch einschränken, ohne jedoch ihre Regelfunktion für Salze und Säuren zu vernachlässigen.

Die Nieren enthalten zahllose Nierenkörperchen, die wie ein hoch spezialisierter Filter funktionieren: Ist das Blut in die Nierenkörperchen eingetreten, lassen diese Wasser, Salze und Abfallprodukte des Stoffwechsels passieren und als Urin abfließen. Gleichzeitig sorgt das Filtersystem dafür, dass Eiweiß und Blutzellen nicht in den Urin übertreten können.

Durch das Messen verschiedener Laborwerte können wir die einzelnen Funktionen der Nieren beurteilen: Die Konzentration der Blutsalze und die Menge des ausgeschiedenen Urins informieren uns über die Fähigkeit der Nieren zur Regelung des Flüssigkeitshaushalts. Um den Umgang der Nieren mit Abfallprodukten des Stoffwechsels, also ihre Entgiftungsfunktion, zu überprüfen, werden das Kreatinin und der Harnstoff im Blut gemessen. Denn die Nieren sortieren nicht nur die Stoffe, die in den Urin übertreten oder im Blut bleiben müssen, sondern reichern zwecks Entgiftung des Körpers die Gifte im Urin hoch an. Hätten sie nicht diese aktive Funktion, müssten wir etwa 180 Liter Urin am Tag ausscheiden, damit wir die anfallenden Giftstoffe loswerden.

Der Umgang des Organismus mit den Säuren, die im Stoffwechsel entstehen, beruht auf einem komplexen Gleichgewicht zwischen verschiedenen Stoffen im Blut: dem Kohlendioxid, dem Bicarbonat und einer Reihe anderer Stoffe, die jedoch eine geringere Bedeutung haben. Das Säure-Basen-Gleichgewicht wird sowohl von der Lunge als auch von den Nieren aufrechterhalten und soll hier im Zusammenhang mit der Bicarbonatsteuerung durch die Nieren besprochen werden.

Eine Überprüfung des Filtersystems der Nieren kann häufig erforderlich sein. Hierzu untersucht man, ob Eiweißstoffe oder Blutzellen im Urin zu finden sind. Normalerweise werden Eiweiße und Zellen im Blut zurückgehalten und treten nicht in den Urin über. Findet man sie aber im Urin, so liegt eine Störung des Filters in den Nieren vor.

Untersuchungen im Blut

Kreatinin

Bedeutung

Das Kreatinin ist ein Stoffwechselabfallprodukt der Muskulatur. Für den Körper spielt es keine besondere Rolle. Es eignet sich jedoch sehr gut, um die Entgiftungsfunktion der Nieren zu überprüfen. Lässt nämlich die Entgiftungsfunktion nach, wird weniger Kreatinin mit dem Urin ausgeschieden, der Kreatininwert im Blut steigt an. Je schlechter die Nierenfunktion ist, umso höher ist das Kreatinin im Blut.

Werte

- Normalwerte: 0,6 bis 1,2 mg/100 ml [50 bis 110 µmol/l].
- Erhöhte Werte: gestörte Entgiftungsfunktion der Nieren, selten bei Schäden der Skelettmuskulatur.
- Erniedrigte Werte: ohne Krankheitswert.

Hinweise

Aufgrund der großen Funktionsreserve der Nieren steigt das Kreatinin im Blut erst relativ spät über die Normgrenze an. So kann schon die Hälfte der Nierenfunktion verloren gegangen sein, bevor man einen Anstieg des Kreatinins messen kann. Genauer ist daher die Bestimmung der Kreatinin-Clearance. Die Entgiftungsfunktion der Nieren ist von ihrer Aufgabe, den Wasserhaushalt zu regeln, weitgehend unabhängig. Es kann deshalb vorkommen, dass das Kreatinin im Blut bereits sehr hoch ist, obwohl ein Nierenkranker noch gut Urin ausscheiden kann. Bei endgradiger Schädigung der Nieren, wenn eine Behandlung mit Medikamenten nicht mehr ausreicht, kann eine Blutwäsche (Dialyse) durchgeführt werden. Hierbei kann wiederum der Kreatininwert helfen, zu entscheiden, wann eine Dialyse nötig ist.

Harnstoff

Bedeutung

Auch der Harnstoff ist ein Endpunkt des Stoffwechsels und wird über die Nieren ausgeschieden. Wie das Kreatinin steigt der Harnstoff im Blut bei einer gestörten Entgiftungsfunktion der Nieren an. Der Harnstoff wird jedoch, im Gegensatz zum Kreatinin, zusätzlich durch die Ernährung beeinflusst.

Werte

- Normalwerte: 15 bis 40 mg/100 ml.
- Erhöhte Werte: gestörte Entgiftungsfunktion der Nieren, beeinflusst durch die Ernährung; selten als Nebenwirkung entwässernder Medikamente.
- Erniedrigte Werte: kein Krankheitswert.

Hinweise

Zur Beurteilung der Nierenfunktion werden meistens sowohl das Kreatinin wie auch der Harnstoff im Blut herangezogen. Während das Kreatinin selbst nicht giftig ist, führen sehr hohe Werte für den Harnstoff zu den typischen Symptomen der schweren Nierenkrankheit: Übelkeit, Appetitlosigkeit, Kopfschmerzen, im schlimmsten Fall Koma.

Phosphat

Bedeutung

Mit der Nahrung führen wir dem Körper ständig Phosphat zu. In geringen Mengen wird Phosphat von allen Zellen benötigt, größere Mengen kommen vor allem im Knochen vor. Zwischen der Aufnahme von Phosphat mit der Nahrung und der Ausscheidung durch die Nieren muss ein präzises Gleichgewicht aufrechterhalten werden. Bei gestörter Entgiftungsfunktion der Nieren kann daher das Phosphat stark ansteigen.

Die Funktionstüchtigkeit der Nieren ist jedoch nicht der einzige Faktor, der die Höhe des Phosphatspiegels im Blut beeinflusst. Als ein wichtiger Bestandteil des Knochenkalkes kann der Phosphatgehalt im Blut dementsprechend durch den Knochenstoffwechsel verändert werden.

Vitamin D, das den Knochenaufbau fördert, führt dazu, dass im Darm mehr Phosphat aus der Nahrung ins Blut aufgenommen wird. Damit steht dann mehr Phosphat im Blut zur Verfügung, um Knochenkalk aufzubauen.

Der Gegenspieler des Vitamin D ist das Hormon der Nebenschilddrüsen, das Parathormon. Es führt zum Abbau von Knochenkalk und zur vermehrten Ausscheidung von Phosphat durch die Nieren. Bei gesunden Nieren spielen diese Veränderungen selten eine Rolle, weil überschüssiges Phosphat im Urin ausgeschieden wird. Für Nierenkranke bergen hohe Phosphatwerte allerdings insbesondere die Gefahr der allgemeinen Gefäßverkalkung.

Werte

- Normalwerte: 2,6 bis 4,5 mg/100 ml [0,84 bis 1,45 mmol/l].
- Erhöhte Werte: gestörte Entgiftungsfunktion der Nieren; Überdosierung von Vitamin D.
- Erniedrigte Werte: Mangelernährung, Vitamin-D-Mangel, Überfunktion der Nebenschilddrüsen.

Hinweise

Hohe Phosphatspiegel sind ein häufiges Problem bei Nierenkranken, die mit strengen Diätvorschriften das Phosphat unter Kontrolle halten müssen. Dauernd zu hohe Spiegel führen zu gefährlichen Kalkeinlagerungen in die Gefäße und in alle Gewebe des Körpers. Zu niedrige Phosphatspiegel führen zu Muskelschwäche, Krämpfen und zu Störungen des Zentralnervensystems.

Kreatinin-Clearance

Bedeutung

Da das Kreatinin im Blut erst bei fortgeschrittenem Funktionsverlust der Nieren zu steigen beginnt, verwendet man die Bestimmung der Kreatinin-Clearance als Funktionstest. Das Prinzip dabei ist, auszurechnen, welche Reinigungsleistung die Nieren erbringen, genauer, wie viel Milliliter Blut sie pro Minute von Giften wie dem Kreatinin reinigen können.

Für die Berechnung benötigt man den gesammelten Urin von 24 Stunden, in dem man misst, wie viel Kreatinin die Nieren ausgeschieden haben. Dieser Wert wird dann ganz genau zum Kreatinin im Blut in Beziehung gesetzt.

Werte

- Normalwerte: 97 bis 160 ml/min.
- Erhöhte Werte: beginnende Nierenschädigung bei Zuckerkrankheit, Schwangerschaft.
- Erniedrigte Werte: Nierenerkrankungen mit Verlust der Entgiftungsleistung.

Hinweise

Die Kreatinin-Clearance ist ein genauerer Wert für die Entgiftungsleistung der Nieren, wird aber, weil aufwendiger, nicht so häufig durchgeführt. Sie ist schon beim Gesunden altersabhängig: Schätzungsweise nimmt die Kreatinin-Clearance ab dem 40. Lebensjahr mit jedem Jahr um einen Milliliter pro Minute ab.

Säure-Basen-Gleichgewicht

Im Organismus werden bei Stoffwechselvorgängen saure und basische Stoffe umgesetzt. Es ist jedoch für unseren Körper sehr wichtig, dass das Gleichgewicht zwischen Säuren und Basen im Blut in einem ganz engen Rahmen konstant bleibt. Die Stoffwechselenzyme arbeiten nämlich nur optimal, wenn ein bestimmter pH-Wert im Blut eingehalten wird. Der pH-Wert gibt an, ob das Blut sauer oder basisch ist. Ein pH-Wert von 7,0 einer Lösung bedeutet, dass exakt genauso viele saure und basische Ionen gelöst sind, man spricht daher von einem neutralen pH-Wert. Bei Werten unter 7,0 überwiegen die Säuren, oberhalb 7,0 ist eine Lösung alkalisch, weil die Basen überwiegen. Jeder kennt die Bestimmung des pH-Wertes einer Flüssigkeit mit dem Lackmuspapier, das sich bei alkalischem pH blau und bei saurem pH rot färbt. Eine solche Messung ist natürlich für die pH-Veränderungen im Blut viel zu grob. Normalerweise liegt der pH-Wert des Blutes leicht im alkalischen Bereich, darf sich aber nur in ganz engen Grenzen verändern. Um das zu gewährleisten, verfügt der Organismus über so genannte Puffersysteme, also chemische Stoffe, die den pH-Wert wieder einstellen, wenn überschüssige Säuren oder Basen anfallen. Das wichtigste Puffersystem besteht aus den Substanzen Bicarbonat und Kohlendioxid.

pH-Wert

Bedeutung

Die Aufrechterhaltung eines normalen pH-Wertes ist für die Funktion fast aller Enzymsysteme zwingend. Sowohl Verschiebungen in den sauren als auch in den alkalischen Bereich führen zunächst zum Funktionsverlust der Enzyme des Stoffwechsels und bald darauf auch zur Zerstörung vieler Eiweißstoffe. Daher gibt es im Körper hoch empfindliche Regelsysteme, die überschüssige Säuren und Basen abfangen („puffern“).

Werte

- Normalwerte: 7,35 bis 7,45.
- Erhöhte Werte: „Hyperventilation“, Säureverlust durch Erbrechen.

- Erniedrigte Werte: Übermäßige Säurebildung (entgleiste Zuckerkrankheit, schwere Nierenkrankheit, Schock), Vergiftung mit Säuren, Basenverlust bei extremen Durchfällen, Lungenfunktionsstörungen mit Anstieg des pCO_2.

Hinweise

Es gibt eine ganze Reihe von Störungen, die zu einer Verschiebung des pH-Wertes führen. In der Regel sind pH-Werte unter 6,9 oder über 7,9 nicht zu überleben. Drei Gruppen von Veränderungen beeinflussen den pH-Wert: Krankheiten, bei denen Säuren (ganz selten auch Basen) übermäßig gebildet werden; Krankheiten, bei denen Säuren oder Basen in großer Menge verloren gehen; und Zustände, die das Kohlendioxid (CO_2) im Blut als wichtigste „Puffersubstanz" beeinflussen. Die Bildung von Basen im Organismus als Ursache der pH-Veränderung kommt kaum vor, dagegen werden bei verschiedenen schweren Krankheitsbildern, wie bereits beschrieben, übermäßig Säuren gebildet. Auch die Einnahme von Säuren, z. B. großer Mengen Acetylsalicylsäure (Aspirin®) muss hier dazugezählt werden. Abschließend ist noch zu erwähnen, dass der Magensaft sehr viel Salzsäure enthält, das Sekret der Bauchspeicheldrüse dagegen viel Natronlauge: Bei starkem Erbrechen geht deshalb Säure und bei extremem Durchfall Base verloren, was folglich den pH-Wert ändern kann.

Im nächsten Abschnitt wird die Funktion des CO_2 als Puffersubstanz genauer erklärt. Ein Anstieg des pCO_2 im Blut führt zur Verschiebung des pH-Wertes in Richtung sauer (< 7,35), ein Abfall in Richtung alkalisch (> 7,45). Ursache einer solchen Veränderung können eine psychisch ausgelöste Hyperventilation oder eine Lungenerkrankung sein. Eine Hyperventilation ist eine übermäßig tiefe und schnelle Atmung. Durch das gesteigerte Ausatmen von Kohlendioxid und die pH-Verschiebung zum alkalischen Bereich werden Krämpfe in Händen, Füßen und im Gesicht ausgelöst.

Bicarbonat

Bedeutung

Um den pH-Wert des Blutes konstant zu halten, auch wenn im Stoffwechsel Säuren oder Basen entstehen, besitzt unser Körper ein kompliziertes

Puffersystem. Es besteht aus den Stoffen Bicarbonat und Kohlendioxid. Das Kohlendioxid begegnet uns im Zusammenhang mit der Lungenfunktion wieder, es ist jedoch nicht nur ein Abfallstoff, sondern hat im Säure-Base-Gleichgewicht eine wichtige Funktion.

Im Ruhezustand liegen beide Partner des Puffersystems, Bicarbonat und Kohlendioxid, sowie der pH-Wert innerhalb ihrer Normbereiche. Entstehen jetzt im Stoffwechsel Säuren, so würde sich der pH-Wert vermindern. Das wird verhindert, indem sich die Säure-Ionen mit dem Bicarbonat verbinden und damit unschädlich sind. Aus dieser Verbindung entsteht Kohlendioxid. Aber Kohlendioxid bleibt beim Gesunden nicht im Blut, es wird über die Lunge ausgeatmet und der pCO_2-Wert normalisiert sich rasch. Somit sind die Säure-Ionen abgefangen und der pH-Wert ändert sich nicht.

Umgekehrt funktioniert das System auch: Treten Basen im Blut auf und drohen den pH-Wert zu erhöhen, verbinden sich diese Ionen mit dem Kohlendioxid und wandeln es zu Bicarbonat um. Steigt die Bicarbonat-Konzentration im Blut an, so wird der Stoff durch die Nieren im Urin ausgeschieden. Infolgedessen können auch Basen den pH-Wert nicht verschieben.

Relativ schnell bildet unser Körper das verbrauchte Bicarbonat oder Kohlendioxid neu, so dass sich bald nach einer Belastung des Systems mit Säuren oder Basen wieder normale Werte einstellen.

Werte

- Normalwerte: 22 bis 28 mmol/l.
- Erhöhte Werte: Belastung des Körpers mit Basen, Lungenkrankheiten mit Anstieg des pCO_2.
- Erniedrigte Werte: Belastung des Körpers mit Säuren, Verminderung des pCO_2 bei Hyperventilation.

Hinweise

Aufgrund einer Lungenkrankheit oder bei Hyperventilation kann sich der pCO_2-Wert verändern. In dieser Situation versucht der Körper, das Puffersystem durch gleichsinnige Veränderung des Bicarbonats wieder ins Gleichgewicht zu bringen.

Untersuchungen im Urin

Eiweiß im Urin

Bedeutung

Ihre hoch spezialisierte Filterfunktion haben die Nieren, um Abfallprodukte des Stoffwechsels vom Blut in den Urin übertreten lassen zu können, gleichzeitig aber die kostbaren Eiweiße des Blutes nicht zu verlieren. Es lässt sich nicht völlig verhindern, dass durch die Filter der Nierenkörperchen kleine Eiweißmengen austreten. Doch sorgt ein kompliziertes System von Kanälen in der Niere dafür, dass der Körper den größten Anteil davon wieder zurückgewinnt, bevor der Urin durch den Harnleiter in die Blase abfließt. Bei intaktem Filter in den Nierenkörperchen werden daher nur sehr geringe Eiweißmengen im Urin gemessen. Da sich die Eiweißausscheidung im Laufe eines Tages sehr stark ändern kann, untersucht man den Eiweißgehalt meist im Sammelurin, d. h. in der Urinmenge, die über 24 Stunden produziert wird. Dadurch ist die Wahrscheinlichkeit größer, auch kleine Defekte der Filterfunktion zu erkennen.

Werte

- Normalwerte: bis 250 mg Eiweiß im Urin pro 24 Stunden.
- Erhöhte Werte: Störungen der Filterfunktion der Nieren, z. B. bei entzündlichen Erkrankungen der Nierenkörperchen (Glomerulonephritis) oder bei Nierenschäden durch die Zuckerkrankheit.

Hinweise

Die Menge des ausgeschiedenen Eiweißes gibt häufig einen Hinweis auf die Schwere der Nierenkrankheit. Eine mäßige Einweißausscheidung muss als ein Warnzeichen verstanden werden, das auf eine möglicherweise gefährliche Nierenkrankheit hinweist. Manchmal wird so viel Eiweiß über den Urin ausgeschieden, dass der Körper mit der Nachproduktion nicht Schritt halten kann. Das Gesamt-Eiweiß im Blut fällt ab und es kommt zur Wassereinlagerung in die Gewebe (Ödeme), zur Schwellung des Gesichts und der Beine. Solche Symptome entstehen meist bei Eiweißmengen im Urin über 2,5 g pro 24 Stunden und weisen auf schwerste Erkrankungen der Nieren hin. Die Filterfunktion der Nieren kann unabhängig von ihrer Entgiftungsfunktion erkranken. Dann führt die erhöhte Eiweißausscheidung (Proteinurie) nicht zum Anstieg des Kreatinins. Beide Schädigungen können aber auch gemeinsam auftreten: Häufig ist es der Fall, dass der Verlust der Entgiftungsfunktion der eigentlichen Filterschädigung auf dem Fuße folgt.

Zellen im Urin

Bedeutung

Die Zellen des Blutes, die Blutkörperchen, treten normalerweise nicht durch den Filter der Nieren in den Urin. Im Mikroskop kann man den Urin auf das Vorkommen von roten oder weißen Blutkörperchen untersuchen. Geringe Mengen an Zellen kann man mit bloßem Auge nicht erkennen, bei manchen Krankheiten erscheinen aber so viele rote Blutkörperchen im Urin, dass er sich blutig-rot verfärbt. Ebenso kann manchmal das Auftreten von weißen Blutkörperchen durch eine rahmig-weiße Verfärbung sichtbar werden.

Blutzellen können entweder im Bereich der Nierenkörperchen, dort wo der Nierenfilter sitzt, in den Urin übertreten. Dies spricht für schwere Veränderungen des Filters, da die Blutzellen sehr viel größer sind als die Eiweißstoffe, die von gesunden Nierenkörperchen ebenfalls zurückgehalten werden. Blutkörperchen können aber auch erst, nachdem sie die Nieren passiert haben, in den Urin eintreten. Denn der Urin fließt durch die Harnleiter in die Blase, von wo er durch die Harnröhre entleert wird. Wenn irgendwo auf diesem Weg die Schleimhäute verletzt oder entzündet sind und bluten, wird dieses Blut sich natürlich mit dem Urin vermischen.

Der Experte kann im Mikroskop häufig die roten Blutkörperchen, die bei geschädigtem Filter in der Niere in den Urin gelangt sind, von den roten Blutkörperchen, die bei gesunden Nieren erst im Verlauf der Harnwege eingetreten sind, unterscheiden. Weiße Blutkörperchen treten vor allem bei Harnwegsinfektionen (Blasenentzündung, Nierenbeckenentzündung) in den Urin ein, so dass sie meist nicht auf eine Schädigung der Nierenkörperchen hinweisen.

Werte

- Normalwerte: *rote Blutkörperchen* bis 5/µl Urin.
  weiße Blutkörperchen bis 10/µl Urin.

- Erhöhte Werte: *rote Blutkörperchen:* Schäden der Nierenkörperchen mit Zerstörung der Filterfunktion, Entzündungen, Verletzungen oder Krebserkrankungen der ableitenden Harnwege.
  weiße Blutkörperchen: Entzündungen der ableitenden Harnwege, Blasenentzündung, Nierenbeckenentzündung.

Hinweise

Mit der mikroskopischen Untersuchung lässt sich am besten feststellen, ob Zellen im Urin sind. Da dies jedoch relativ aufwendig und auch nicht immer erforderlich ist, kann man auch Urin-Teststreifen verwenden, die für eine Minute in den Urin eingetaucht werden und das Vorhandensein von roten oder weißen Zellen durch den Farbumschlag kleiner Testfelder anzeigen. Diese Teststreifen haben den Vorteil, dass sie einfach und billig sind und neben den Zellen auch das Vorhandensein von Eiweiß und Zucker im Urin anzeigen können. Fallen die Testergebnisse jedoch positiv aus, muss eine spezielle Untersuchung zur Klärung der Ursachen folgen.

Lunge

Der Stoffwechsel unseres gesamten Organismus ist von einer ständigen Zufuhr von Sauerstoff abhängig. Als Transportvehikel des Sauerstoffs haben wir die roten Blutkörperchen und in ihnen das Hämoglobin kennen gelernt. Die Beladung der Erythrozyten mit Sauerstoff erfolgt in den Kapillargefäßen der Lunge. Aufgabe der Lunge ist es, eine möglichst große Kontaktfläche zwischen den luftgefüllten Lungenbläschen (Alveolen) und dem Blut herzustellen, damit die Beladung des Hämoglobins mit dem Sauerstoff der Luft erfolgen kann. Im Austausch mit dem Sauerstoff geben die Erythrozyten Kohlendioxid an die Atemluft ab. Kohlendioxid ist ein Stoffwechselendprodukt, das die Erythrozyten den Zellen des Organismus abnehmen, so dass man die Funktion der Lunge messen kann, indem im Blut die Sauerstoffaufnahme und die Kohlendioxidabgabe beurteilt wird.

Zur Beurteilung dieser Werte ist es wichtig, zu beachten, an welcher Stelle die Blutproben entnommen wurden. Blut, das aus der Lunge herausströmt und vom Herzen in den Körper befördert wird (arterielles Blut), enthält viel Sauerstoff und wenig Kohlendioxid. Hingegen enthält das venöse Blut, das zum Herzen und zur Lunge zurückströmt, viel Kohlendioxid und wenig Sauerstoff. Eine Beurteilung der Lungenfunktion ist nur aus arteriellem Blut möglich. Da dies jedoch nicht so einfach zu gewinnen ist, kann man für die Routineuntersuchung auch Kapillarblut aus dem Ohrläppchen verwenden, wenn man es vorher mit einer durchblutungsfördernden Salbe eingerieben hat.

pO_2, Sauerstoffpartialdruck, Sauerstoffsättigung

Bedeutung

Eine ausreichende Sauerstoffbeladung des Blutes ist für unser Überleben von ganz besonderer Bedeutung. Insbesondere das Gehirn kann Verminderungen der Sauerstoffzufuhr nur sehr kurze Zeit überstehen. So kommt es bei einer kritischen Abnahme des Sauerstoffpartialdruckes bereits nach Sekunden zur Bewusstlosigkeit, einen Stop der Sauerstoffversorgung kann das Gehirn nur maximal 6–8 Minuten überleben.

Die Beladung des Hämoglobins mit Sauerstoff kann durch verschiedene Werte beschrieben werden. Der Sauerstoffpartialdruck pO_2 gibt als Gasdruckwert die Gesamtmenge an Sauerstoff im Blut an. Gebräuchlich ist auch die Angabe der Sauerstoffsättigung, also des Anteils an Hämoglobin, das mit Sauerstoff beladen ist, am gesamten Hämoglobin im Blut. Beide Werte sind abhängig von der Funktion der Lunge beim Gasaustausch und vom Sauerstoffgehalt der eingeatmeten Luft. In großen Höhen ist der Sauerstoffgehalt der Atemluft sehr viel geringer, so dass auch der pO_2 und die Sauerstoffsättigung geringer sind.

Werte

- Normalwerte: *pO2:* 75 bis 100 mmHg [10,0 bis 13,3 kPa]. *Sauerstoffsättigung:* 96 bis 100 %.
- Erhöhte Werte: kommen bei Atmung normaler Umgebungsluft nicht vor, bei Einatmung von reinem Sauerstoff kann der pO_2 stark ansteigen. Reiner Sauerstoff ist ein sehr aggressives Gas, das schnell zu Lungenschäden führen kann.
- Erniedrigte Werte: Lungenfunktionsstörungen, verminderte Sauerstoffkonzentration in der Atemluft.

Hinweise

Für den Gasaustausch in der Lunge sind zwei Hauptfunktionen bedeutsam: eine gute Durchblutung und eine gute Versorgung aller Lungenabschnitte mit Atemluft. Unzureichender Gasaustausch kann daher sowohl bei Erkrankungen mit eingeschränkter Lungendurchblutung als auch bei Krankheiten, die eine Verschlechterung der Belüftung hervorrufen, auftreten. Die Belüftung der Lunge kann durch eine Engstellung der Atemwege beim Asthma oder der chronischen Bronchitis, bei Lungenentzündungen, bei Steinstaublungen und vergleichbaren Krankheiten und bei Lungentumoren vorkommen. Die Durchblutung der Lunge kann bei Lungenembolien und seltenen

Krankheiten der Lungenarterien vermindert sein. Bei Lungenembolien verschließen Blutgerinnsel (Emboli), meist ausgehend von Thrombosen der Beinvenen, die Lungenarterien.

pCO_2, Kohlendioxidpartialdruck

Bedeutung

Da Kohlendioxid und Sauerstoff sowohl in der Lunge als auch in den Geweben des Körpers gegeneinander ausgetauscht werden und beide das Hämoglobin als Transportmolekül benutzen, sind die Veränderungen, die den Kohlendioxidpartialdruck verändern, fast die gleichen, die auch den Sauerstoffpartialdruck (pO_2) beeinflussen. In den meisten Fällen reagiert bei leichteren Erkrankungen zuerst der pO_2, während es erst in schwereren Fällen zur Veränderung des pCO_2 kommt. Eine verminderte Funktion der Lunge führt zur Verschlechterung der CO_2-Abatmung und damit zum Anstieg der pCO_2-Werte, während die pO_2-Werte bei Lungenfunktionsstörungen abfallen.

Werte

- Normalwerte: 35 bis 45 mmHg (4,7 bis 6,0 kPa).
- Erhöhte Werte: Lungenfunktionsstörungen.
- Erniedrigte Werte: Hyperventilation, Störungen des Säure-Base-Gleichgewichts.

Hinweise

Anders als beim Sauerstoffpartialdruck (pO_2) gibt es beim Kohlendioxidpartialdruck (pCO_2) häufiger Veränderungen in beide Richtungen vom Normbereich. Bei Hyperventilation, einer durch Aufregung und entsprechende persönliche Veranlagung begünstigten übermäßig tiefen und schnellen Atmung, fällt der pCO_2-Wert ab. Da das CO_2 nicht nur Bestandteil des Atmungssystems ist, sondern auch große Bedeutung im Bereich des Säure-Base-Gleichgewichts hat, kommt es durch diese „hysterische“ Atmung zu einer Verschiebung des Blut-pH zum Alkalischen und damit zu Krämpfen in Händen, Füßen und im Gesicht. Umgekehrt können Erhöhungen des pCO_2 aber auch durch Störungen des Säure-Base-Gleichgewichts ausgelöst werden.

Glossar

Alveolen
Lungenbläschen, in denen der Sauerstoff- und Kohlendioxidaustausch zwischen Blut und Atemluft erfolgt.

Anämie
Blutarmut.

Antibiotika
Medikamente gegen durch Bakterien ausgelöste entzündliche Krankheiten.

Antikörper
Eiweißstoff, der dem Immunsystem bei der Abwehr von Krankheitserregern hilft.

Arterien
Vom Herzen weg in den Körper führende Blutgefäße („Schlagadern").

Arteriosklerose
Arterienverhärtung, die durch Einlagerung von Cholesterin und Kalk in die Gefäßwand entsteht; insbesondere bei Fettstoffwechselstörungen und hohem Blutdruck. Kann zu Herzinfarkt, Schlaganfall und Durchblutungsstörungen der Beine führen.

Autoimmunerkrankung
Krankheit, bei der das Immunsystem verlernt hat, zwischen Krankheitserregern und dem eigenen Organismus zu unterscheiden. Führt zur Zerstörung von Körperzellen durch das eigene Immunsystem und kann an fast allen Organen auftreten.

Bluthochdruck
Dauerhaft erhöhte Blutdruckwerte über 160/95 mmHg.

Diabetes mellitus
Zuckerkrankheit, ausgelöst durch Mangel an Insulin.

Dialyse
„Blutwäsche" durch Anschluss an eine Blutreinigungsmaschine.

Diuretika
Wassertreibende Medikamente.

Elektrolyte
Blutsalze (hauptsächlich Natrium, Kalium, Calcium, Magnesium und Chlorid).

Elektrophorese
Auftrennung der Bluteiweiße nach ihrer Größe mit elektrischem Strom.

Embolie
Verschluss einer Arterie durch ein mit dem Blutstrom mitschwimmendes Blutgerinnsel. Dieses kann sich z. B. aus einer Beinvenenthrombose gelöst haben und in die Lungenarterie treiben, wo es die gefähliche Lungenembolie auslöst.

Enzyme
Eiweißstoffe des Körpers, die eine Stoffwechselfunktion kontrollieren oder bei der Herstellung eines Stoffwechselprodukts benötigt werden.

Erythrozyten
Rote Blutkörperchen.

Folsäure
Vitamin, das für die Blutbildung benötigt und normalerweise mit der Nahrung (Gemüse) aufgenommen wird.

Glomerulonephritis
Entzündung der Nierenkörperchen.

Hämoglobin
Roter Blutfarbstoff.

Hämolyse
Zerstörung der roten Blutkörperchen in den Blutgefäßen, z. B. bei unverträglicher Bluttransfusion oder Autoimmunerkrankungen.

Hämophilie
Erbliche Bluterkrankheit, durch Mangel an Gerinnungsfaktoren

Hepatitis
Leberentzündung, meist durch Viren verursacht.

Hormon
Botenstoff, der von einem Organ ins Blut ausgeschüttet wird und einem anderen Organ ein Signal übermittelt.

Hyperventilation
Meist psychisch bedingte extrem tiefe und schnelle Atmung.

Hypophyse
Hirnanhangdrüse, Bereich des Gehirns, der viele Hormon-Regelkreise steuert.

Immunglobuline
Summe der Antikörper, Eiweißkörper gegen Krankheitserreger.

Ionen
Elektrisch geladene Partikel, Bestandteil der Salze im Blut.

Leberzirrhose
Vernarbung der Leber, Endstadium schwerer Leberkrankheiten oder des chronischen Alkoholmissbrauchs.

Leukämie
„Blutkrebs", Gruppe von bösartigen Krankheiten, bei denen es zu unkontrollierter Wucherung von Zellen des Blutes kommt.

Leukozyten
Weiße Blutkörperchen.

Makrophagen
„Fresszellen" des Blutes, Untergruppe der Leukozyten.

Metastasen
Absiedlungen bösartiger Tumoren.

Myokarditis
Herzmuskelentzündung.

Ödem
Gewebsschwellung bei Wassereinlagerung, die auftritt, wenn Wasser aus der Blutbahn ins umgebende Gewebe eindringt.

Pankreas
Bauchspeicheldrüse.

Parathormon
Hormon der Nebenschilddrüsen, steuert den Knochenstoffwechsel.

Plasma
Blutflüssigkeit ohne Blutzellen.

Proteinurie
Krankhaft erhöhte Eiweißausscheidung mit dem Urin.

Reticulozyten
Junge Erythrozyten, die noch nicht ganz ausgereift sind.

Rhesusfaktor
Blutgruppenmerkmal.

Sepsis
„Blutvergiftung", massive Einschwemmung von Bakterien ins Blut, meist mit lebensgefährlichen Kreislaufstörungen.

Struma
„Kropf", durch Jodmangel verursachte Schilddrüsenvergrößerung.

Thrombose
Verschluss von Blutgefäßen durch ein Blutgerinnsel aus Thrombozyten und Fibrin.

Thrombozyten
Blutplättchen.

Thyreoditis
Schilddrüsenentzündung.

Venen
Vom Körper zum Herzen zurückführende Blutgefäße.

Vitamin B12
Wichtig für die Blutbildung, wird mit der Nahrung aufgenommen, kann bei schweren Magenerkrankungen nicht ausreichend resorbiert werden.

Vitamin D
Steuert den Calciumhaushalt und Knochenstoffwechsel, wird mit der Nahrung aufgenommen und in der Haut unter Einfluss von Sonnenlicht gebildet.

Vitamin K
Wichtig für die Bildung von Gerinnungsfaktoren, Mangel führt zur Blutungsneigung.

Zuckerschock
Zuckerkranke können sowohl bei Unterzuckerung wie auch bei extrem hohen Zuckerwerten in einen lebensbedrohlichen Zustand, den Zuckerschock geraten.

Register